近代名医珍本医书重刊大系

（第一辑）

虚劳要旨

张生甫 著

郭家兴 赵锐恒 点校

天津出版传媒集团

天津科学技术出版社

图书在版编目（CIP）数据

虚劳要旨 / 张生甫著 ; 郭家兴, 赵锐恒点校. --
天津 : 天津科学技术出版社, 2023.1
（近代名医珍本医书重刊大系）

ISBN 978-7-5742-0589-5

Ⅰ.①虚… Ⅱ.①张… ②郭… ③赵… Ⅲ.①中医临
床—经验—中国—近代 Ⅳ.①R249.5

中国版本图书馆CIP数据核字(2022)第194702号

虚劳要旨
XULAO YAOZHI
策划编辑：梁　旭
责任编辑：梁　旭
责任印制：兰　毅

出　　版：天津出版传媒集团 / 天津科学技术出版社

地　　址：天津市西康路35号
邮　　编：300051
电　　话：（022）23332392（发行科）23332377（编辑部）
网　　址：www.tjkjcbs.com.cn
发　　行：新华书店经销
印　　刷：河北环京美印刷有限公司

开本 880 × 1230　1/32　印张 4.25　字数 75 000
2023年1月第1版第1次印刷
定价：48.00元

近代名医珍本医书重刊大系第一辑专家组

读名家经典
悟中医之道

扫描本书二维码，获取以下**正版专属资源**

本书音频	畅享听书乐趣，让阅读更高效
走近名医	学习名家医案，提升中医思维
方剂歌诀	牢记常用歌诀，领悟方剂智慧

- **读书记录册**
  记录学习心得与体会
- **读者交流群**
  与书友探讨中医话题
- **中医参考书**
  一步步精进中医技能

扫码添加智能阅读向导
帮你找到学习中医的好方法！

操作步骤指南

① 微信扫描上方二维码，选取所需资源。

② 如需重复使用，可再次扫码或将其添加到微信“收藏”。

目 录

虚劳要旨序

自西医东渐以来，而我中国之医书，为世诟病久矣。俞荫甫作废医论，援古证今，洋洋数千言。其谓《内经》《神农本草经》，为不可信之书，此诚愤世嫉俗之谈，然窃以为过矣。往年读《四库全书》简明目录，纪晓岚尝云，《素问》诸书，若出上古，固未必然，然亦周秦间人，传述旧闻，著之竹帛，故通贯三才，包括万变，虽张李刘朱诸人。终身钻仰，竟无能罄其蕴奥，此则通人之论，无可置喙矣。近时湘乡陈介，谓日本至今犹有汉法医。中医盛行于美国，美人信之，多有以此致富者。呜呼，由此而论，中国医书，岂可尽非哉。余谓《素问》诸书，犹五经中之《小戴礼记》。《大学》《中庸》二书，固粹然先贤之言，即《曲礼》《内则》诸篇，亦上古流传遗制，无可訾议。独《儒行》《聘义》数篇，犹羼入汉儒旧说，纯驳互见。是以历代议礼之儒，往往叹为未尽纯粹之书。此论虽迂，亦足为中国医书进一解矣。余老友张君生甫，少年缀学有名，晚不得志而隐于医。所全活不可以道里计，一时医名，与吾友张性如明经相上下。性如尝著《疫痧草》《急治编》以救世，已风行海内外。不谓生甫乃复有《虚劳要旨》之作，荟蕞旧说，间出新意，足补《金匮虚劳篇》之所遗。往时闻生甫孤灯一室，不治家人生产，独著斯书以济世，殆司马子长所谓非穷愁不能著书者耶。然武进费伯雄，著《医醇剩义》，谓人生得几句文字流传，大关福命。生甫闻之，其亦破涕为笑矣乎。吾邑同人劝生甫刊以问世，余虽愧囊涩，薄助刊资以为之倡，略溯医书源流，并述美人学中医之说以广其意，俾世之读是书者，知中国医书之别有在也。是为序。

丙辰冬日同邑愚弟童祥春梧叟序时年六十三岁。

虚劳要旨序

余夙不解夫西人目吾国曰病夫，今读张君生甫《虚劳要旨》一书，而不禁恍然悟焉。夫国曰病夫，则其国之积弱可知。人病虚劳，亦何独不然。虚劳之病，虽不尽由内伤七情，而六淫外感，亦能致之。盖本实先拨，而外物得以乘之，此张君所以推原立论，谓先天本肾，后天本脾胃，心为君主。其意谓人苟先后天无损，则君主泰然，神气洋溢，何致虚劳。犹之国家元气充足，实业振发，商务兴盛，金融流通，无论外人如何攘夺，必无积弱之由。然则张君此著，虽为世之治虚劳者设，然不仅为治虚劳者言也。张君之志，盖可知矣。张君本粹然儒者也，抱济世之志，穷而无所设施，不得已而托以医见。倘所谓愤激，不平则鸣者，非耶。由此言之，人苟取其治虚劳之法，以通治法，道固不外他求，以之治虚劳也可，以之治国家也亦无不可。惜余不文，又不知医，不能推张君之志，而阐发之，此则余之所耿耿也夫。是为序

民国五年丙辰葭月　同邑弟费绍冠撰

虚劳要旨序

自社会进化，人事日繁。角智逞能，物竞愈烈。人之劳精疲神，殚思竭虑，以求其所以生存于世。而重以风寒暑湿，天时之感触，声色货利，人欲之嗜好。人生百年，精力几何，其能供此内外交求，而得跻康寿免夭扎者，盖诚难数觏。于是有因虚而损，因劳而伤，虚劳之证，日见其多，虚劳之治，日趋于杂。而虚劳之书，亦日出而不穷，充栋汗牛，载籍冗杂。七情劳伤，病情变幻，患者苦沉疴之缠绵，治者叹要旨之莫得，不亦重可慨乎。余友张君生甫，绩学士也。有鉴于此，爰有《虚劳要旨》之辑，上溯灵素，下逮百家。凡古籍中撷其精华，去其糟粕，抉择精严，采取切实。不惑前人妄分二十三蒸，九十九种诸谬说，而独抒己见，推原于先天本肾，后天本脾胃，而归本于心主明暗，神气存亡，为治虚劳立说，诚道人所未道，发人所未发也。其治法一宗经旨，以甘温为正治，而又采录金匮以下各方之切而堪用者。复自撰新方，次于劳伤证因之后。加以方论，纲举目张，会得其要。呜呼，美矣！余究心医学，亦二十余年矣。独怪虚劳之候，偏多于他证。虽其间致病之因，人事容有未修，而亦足以觇气候之变，世风之不古若矣。惟临证审治，要不外肺脾肾三经为治之扼要。立方虽不概用甘温，师古而不泥古，每以斯旨而变通之，化裁之，投辄获效。居恒私幸，以为此独有之秘，倘得手辑一编，以救世急，亦仁者之用意。不谓张子竟先获我心，闭户著述，阅数月而竟告成功。寿诸梨枣，以供世好。其救济之心，可谓挚哉。夫著书不难，著书而切于用则难。吾知张子此书之出，譬诸离照当空，爝火不明。庶几遵法施治，虚劳之候，可以稍衰已，抑亦社会之幸也。

民国五年丙辰秋慈谿严鸿基书于修竹居之南窗

虚劳要旨序

张君生甫，携其所著《虚劳要旨》，来征余序。余维医学之不讲久矣。负下者流，读医书二三年，施方立案，便名通人。其于虚实阴阳之论，固未尝梦见。即有知之，而施药或过不及，始欲攻之，又从而补之，始欲补之，又从而攻之，此惟救误而犹恐不赡，奚能治根本上之痼疾哉。今观张君所言，皆在虚劳，其所以为根本上之痼疾计者，至精且详。呜呼，其有裨于虚劳为何如耶。夫近人体格，视古为逊。斯虚劳之患，于今尤烈。处竞争之世，际浇薄之风，声色货利，纵情嗜欲。虽人事之不谨，亦世风之递变，正赖有人焉亟起图之。况虚劳即内伤之一大部分也。内伤与外感，本医中一表一里之大纲。闻《伤寒论》，及《时病论》《温热经纬》《条辨》等书，诚为善本，然皆特治外感而设也。至内伤虚劳之善本，殊未闻见。医籍虽众，惟散见于各书者有之。而欲精求要旨，特出心裁，专编一书，诚抱缺憾。不谓张君有鉴于此，煞费苦心，会得其要，特起而笔之以济世。元元本本，补前人所未备，为后学之指南。呜呼，孰谓此书可少乎哉。余故乐为之序以应之。

民国五年丙辰秋日　慈南郑鸿元撰

虚劳要旨序

张君生甫，儒而医者也。著有《虚劳要旨》一书，行将付梓。其高足弟子陆澄怀，谓余宜为之序。余惟序书者之学识，必与著书者相称，然后书中之精奥，皆了然于心。其为序也，乃亲切有味。譬游山然，凡岩壑之幽深，木石之奇秀，必身履其境，则见之确而言之详。若徒眺望于十百里之外，其所见者，不过烟岚杳霭之大致而已。而欲标举名胜，以为游览者之先导，所言容有当乎。余去年来馆谿上，与陆澄怀同事，因澄怀得友张君，张君之居，距余馆仅咫尺，时相过从。其谈医也，若危崖幽谷，莫究其底。维是冬余患疮疡，经张君医治，药数投，病若失。见其治肢体疮疾，如此神速，敢断其治脏腑沉疴，必有根据也，张君多门下士，而澄怀致力于医者久且专，告余曰，吾师著是书，耗十余年之心血焉。本古参今，提元钩要，以心得立论。实验施治，补刘李张朱所未及，洵治虚劳之要旨，是可谓知张君者深矣。余以序张君书，莫如澄怀为宜。若余则不足与谋救济之业，且寻章摘句，所为文如培塿小邱，一览辄尽。盖学识之所限，有不能强同者。又况于医中奥境，茫乎未窥，而欲序张君济世之文，精微之学，何异强城市之人，而使言山林之胜。虽蹊径犹不能尽识，况于深焉者乎。无已，姑述其烟岚杳霭之大致，以塞澄怀之请，而答张君之苦心。至岩壑之幽深，木石之奇秀，览者当自得之。余固不能言，亦无待余之言也。

丙辰夏镇海胡镜如撰

自 序

窃维上古之人，恬淡虚无，真气从之，精神内守，人皆康强乐业，固无所谓虚劳也。然黄农犹燮理阴阳，教医药以垂后，诚欲保康强而免羸弱。夫何后世人心不古，以妄为常，百端丛集，内外交困，致虚劳之疾，于今为烈。乃患者多而愈者寡，是岂症多不治欤，殆亦治未尽善耳。大抵开口辄云阴虚火旺，动手率用滋黏苦寒。然滋黏久多滑肠，苦寒卒至败胃。况虚有阴阳，劳岂实火。实火可泻，虚火可温。苦寒性乃肃杀，甘温法能生养。理最易明。即不然，或甘寒咸寒之法，亦较用苦寒戕伐中土者有别，故苦寒殊非虚劳正治。间有不可偏废之处，亦有时暂治其标，以备甘温诸法之偶有未逮，未可奉为虚劳之圭臬也。盖虚劳之证，生气已伐。若见劳热，概投苦寒，是病方肃杀，而医复肃杀之矣，其能疗乎？此无他，由未识根本上之研究耳。故识者谓与其用阴药，如阴柔小人，暗受其误，因循苟安，卒莫能挽，何如用阳药，如阳明君子，苟或有过，彼此具见，犹可改图。言虽近于愤激，实为滥用阴药之折中也。余因参考旁求，窃欲阐其要旨，为治虚劳权衡。历久略有所得，撰用灵、素、难经，及金匮诸书，援古酌今，参以管见，辑为虚劳之要旨者，亦区区仁术之意也。医为强种之前提，余尝有志而未逮，今此编苟有裨于虚劳，则拯羸起弱，推之尚可为强种前途之一助。种强而国强寓焉，私愿亦庶乎深慰也矣。

丙辰春张生甫撰于费村寄庐

凡 例

一是书上下两卷。本拟自作揣摩，非为问世起见。因友人劝梓公世，热心协力提倡。余今感愧交深，犹冀高明纠正。

一是书上述灵素，下采名家，以表宗经师善之意。

一是书以五劳七伤为大纲，以虚劳范围内之各证为条目，合论说以参陈管见。盖大纲固为必要，而条目凡亦当备及。间有证治可通者，概不琐录，以归简要。

一五劳七伤之证治，虽出自管见，然皆一本经旨，非敢杜撰，阅方论自知。

一是书窃备虚劳之证治，然亦贵疾尚未深，图之于早。以虚劳为根本上内伤之重证，并须慎重卫生，静守调养。不然，虽卢扁亦难奏功。语云，瘵病医头，良有以也。

一是书虽以甘温为正治，至间当变通之处，亦从权宜。

一是书间有未曾载明之方，可于虚劳备用方查阅。

虚劳要旨上卷

慈谿张国华生甫著　同邑姻晚徐毓洙筱轩　受业陆济澄怀校

《内经》虚劳脉因

《平人气象论》曰：春弦多胃少曰肝病，夏钩多胃少曰心病，长夏弱多胃少曰脾病，秋毛多胃少曰肺病，冬石多胃少曰肾病。脉小弱以涩，谓之久病。臂多青脉，曰脱血。安卧脉盛，谓之脱血。尺寒脉细，谓后泄。泄而脱血脉实难治。病心脉来，喘喘连属，其中微曲。病肺脉来，不上不下，如循鸡羽。病肝脉来，盈实而滑，如循长竿。病脾脉来，如举鸡足。病肾脉来，如引葛，按之益坚。

《玉机真脏论》曰：真肝脉至，中外急，如循刀刃，责责然，如按琴瑟弦。色青白不泽，毛折乃死。真心脉至，坚而抟，如循薏苡子累累然。色赤黑不泽，毛折乃死。真肺脉至，大而虚，如以羽毛中人肤。色白赤不泽，毛折乃死。真肾脉至，抟而绝，如指弹石，辟辟然。色黑黄不泽，毛折乃死。真脾脉至，弱而乍数乍疏。色黄青不泽，毛折乃死。诸真脏脉见者，皆死不治也。又其脉绝不来，若人一呼五六至，其形肉不脱，真脏虽不见，犹死也。《三部九候论》曰：七诊虽见，九候皆从者不死。形肉已脱，九候虽调犹死。《大奇论》曰：脉至浮合，一息十至以上，是经气予不足也，微见九十日死。脉至如火薪然，是心精之予夺也，草干而死。脉至如散叶，是肝气予虚也，木叶落而死。脉至如省客，省客者，脉塞而鼓，是肾气予不足也，悬去枣华而死。脉至如丸泥，是胃精予不足也，榆荚落而死。脉至如横格，是胆气予不足也，禾熟而死。脉至如弦缕，是胞精予不足也，病善言，下霜而死。不言可治。脉至如交漆，交漆者，左右傍至也，微见三十日死。脉至如涌泉，浮鼓肌中，太汤气予不足也，少气味，韭英而死。脉至如颓土之状，按之不得，是肌气予不足也，五色先见黑白垒发死。脉如悬雍，悬雍者，浮揣，切之益大，是十二俞之予不足也，水凝而死。脉至如偃刀，偃刀者，浮之小急，按之坚大急，五脏菀热，塞热独并于肾也。如此其人不得坐，立春而死。脉至如丸滑，不直手，不直手者，按之不可得，是大肠予不足也，枣叶生而死。脉至如华，令人善恐，不欲坐卧，行立常听，是小肠气予不足也，季秋而死。

《内经》虚劳证治

《邪气脏腑病形篇》曰：忧愁恐惧则伤心，形寒寒饮则伤肺，有所堕坠，恶血留内，有所大怒，气上而不下，积于胁下则伤肝。有所击仆，若醉入房，汗出当风则伤脾。有所用力举重，入房过度，汗出浴水则伤肾。

《宣明五气篇》曰：久视伤血，久卧伤气，久坐伤肉，久立伤骨，久行伤筋。

《举痛论》曰：怒则气上，喜则气缓，悲则气消，恐则气下，惊则气乱，思则气结，劳则气耗。

《本神篇》曰：因悲哀动中者，竭绝而失生。喜乐者，神惮散而不藏。忧愁者，气闭塞而不行。盛怒者，迷惑而不治。恐惧者，神荡惮而不收。又心怵惕思虑则伤神，神伤则恐惧自失，破䐃脱肉，毛悴色夭，死于冬。脾忧愁而不解则伤意，意伤则悗乱，四肢不举，毛悴色夭，死于春。肝悲哀动中则伤魂，魂伤则狂妄不精，不精则不正，当人阴缩而挛筋，两胁骨不举，毛悴色夭，死于秋。肺喜乐无极则伤魄，伤魄则狂，狂者意不存，人皮革焦，毛悴色夭，死于夏。肾盛怒而不止则伤志，志伤则喜忘其前言，腰脊不可俛仰屈伸，毛悴色夭，死于季夏。恐惧而不解则伤精，精伤则骨酸痿厥，精时自下，是故五脏主藏精者也，不可伤，伤则神失守而阴虚，阴虚则无气，无气则死矣。又肝藏血，血舍魂，肝气虚则恐。脾藏营，营舍意，脾气虚则四肢不用，五脏不安。心藏脉，脉舍神，心气虚则悲。肺藏气，气舍魄，肺气虚则鼻塞不利，少气。肾藏精，精舍志，肾气虚则厥。

《决气篇》曰：精脱者耳聋。气脱者目不明。津脱者腠理开，汗大泄。液脱者骨属屈伸不利，色夭，脑髓消，胫酸，耳数鸣。血脱者色白，夭然不泽，其脉空虚。此其候也。《脉要精微论》曰：头者，精明之府，头倾视深，精神将夺矣。背者，胸中之府，背曲肩随，府将坏矣。腰者，肾之府，转摇不能，肾将惫矣。膝者，筋之府，屈伸不能，行则偻附，筋将惫矣。骨者，髓之府，不能久立，行则振掉，骨将惫矣。得强则生，失强则死。

《阴阳应象大论》曰：喜怒伤气，寒暑伤形。喜怒不节，寒暑过度，生乃不固。

《脏气法时论》曰：肝虚则目𥆧𥆧无所见，耳无所闻，恐惧如人将捕之。心虚则胸腹大，胁下与腰相引而痛。脾虚则腹满肠鸣，飧泄，食不化。肺虚则少气不能报息，耳聋嗌干。肾虚则胸中痛，清厥，意不乐，大小腹痛。

《调经论》曰：神不足则悲。气不足则息利少气。血不足则恐。形不足则四肢不用。志不足则厥。

《汤液醪醴论》曰：精神不进，志意不治，故病不可愈。又嗜欲无穷，而忧患不止，精神弛坏，荣泣卫除，故神去之，而病不愈也。

《方盛衰论》曰：肺气虚，则使人梦见白物，见人斩血籍籍，得其时，则梦见兵战。肾气虚，则使人梦见舟船溺人，得其时，则梦伏水中，若有恐畏。肝气虚，则梦见菌香生草，得其时，则梦伏树下不敢起。心气虚，则梦救火阳物，得其时，则梦燔灼。脾气虚，则梦饮食不足，得其时，则梦筑垣盖屋。此皆五脏阴气不足。又形弱气虚，死。脉气不足，形气有余，死。形气不足，脉气有余，生。

《生气通天论》曰：阴之五宫，伤在五味。

《痹论》曰：饮食自倍，肠胃乃伤。

《百病始生篇》曰：卒然多饮食则肠满。起居不节，用力过度，则络脉伤。阳络伤，则血外溢，为衄血。阴络伤，则血内溢，为后血。

《口问篇》曰：邪之所在，皆为不足。

《评热论》曰：阴虚者，阳必凑之。

《经脉别论》曰：饮食饱甚，汗出于胃。惊而夺精，汗出于心。持重远行，汗出于肾。疾走恐惧，汗出于肝。摇体劳苦，汗出于脾。故生病起于过用，此其常也。勇者气行则已，怯者则着而病。

《玉机真脏论》曰：因而喜，大虚，则肾气乘矣。怒则肝气乘矣。悲则肺气乘矣。恐则脾气乘矣。忧则心气乘矣。又大骨枯槁，大肉陷下，胸中气满，喘息不便，其气动形，期六月死。真脏脉见，乃予之期日。大骨枯槁，大肉陷下，胸中气满，喘息不便，内痛引肩项，期一月死。真脏脉见，乃予之期日。大骨枯槁，大肉陷下，胸中气满，喘息不便，内痛引肩项，身热，脱肉破䐃，真脏见，十月之内死。大骨枯槁，大肉陷下，肩髓内消，动作益衰，真脏未见，期一岁死。见其真脏，乃予之期日。大骨枯槁，大肉陷下，胸中气满，腹内痛，心中不便，肩项身热，破䐃脱肉，目眶陷，真脏见，目不见人，立死。其见人者，至其所不胜之时则死。又形气相失，色夭不泽，谓之难已。又脉细，皮寒，气少，泄利前后，饮食不入，为五虚。浆粥入胃，泄注止，则虚者活。

《调经论》曰：阳虚生外寒。阳受气于上焦，以温皮肤分肉之间。今寒气在外，则上焦不通，上焦不通，则寒气独留于外，故寒栗。阴虚生内热。以有所劳倦，形气衰少，谷气不盛，上焦不行，下脘不通，胃气热。热气熏胸中，故内热。

《阴阳别论》曰：阴阳虚，肠澼死。阴虚阳抟谓之崩。又二阳之病发心脾。

《厥论》曰：阳气衰于下为寒厥。阴气衰于下为热厥。

《太阴阳明论》曰：阳病者，上行极而下。阴病者，下行极而上。

《口问篇》曰：上气不足，脑为之不满，耳为之苦鸣，头为之苦倾，目为之眩。中气不足，溲便为之变，肠为之苦鸣。下气不足，则乃为痿厥心悗。

《脉要精微论》曰：仓廪不藏者，是门户不要也。水泉不止者，是膀胱不藏也。言而微，终日乃复言者，此夺气也。

《逆调论》曰：荣气虚则不仁。卫气虚则不用。

《通评虚实论》曰：所谓气虚者，言无常也。尺虚者，行步恇然。

《疏五过论》曰：凡未诊病者必问。尝贵后贱，虽不中邪，病从内生，名曰脱营。尝富后贫，名曰失精。五气留连，病有所并，身体日减，气虚无精，病深无气，洒洒然时惊。病深者，以其外耗于卫，内夺于荣。凡欲诊病者，必问饮食居处，暴乐暴苦，始乐后苦，皆伤精气。精气竭绝，形体毁沮。暴怒伤阴，暴喜伤阳。厥气上行，满脉去形，精华日脱，邪气乃并。诊有三常，必问贵贱。封君败伤，及欲侯王，故贵脱势，虽不中邪，精神内伤，身必败亡。始富后贫，虽不伤邪，皮焦筋屈，痿躄为挛，离绝菀结。忧恐喜怒，五脏空虚，血气离守，尝富大伤。斩筋绝脉，身体复行，令泽不息，故伤败结。留薄归阳，脓积寒炅。

《海论》曰：气海不足，则气少不足以言。血海不足，亦常想其身小。水谷之海不足，则饥不受谷食。髓海不足，则脑转耳鸣，胫酸眩冒，目无所见，懈怠安卧。

《五禁篇》曰：形肉已夺，是一夺也。大夺血之后，是二夺也。大汗出之后，是三夺也。大泄之后，是四夺也。新产及大血之后，是五夺也。

《五癃津液别篇》曰：阴阳不和，则使液溢而下流于阴。髓液皆减而下，下过度则虚，虚故腰脊痛而胫酸。

《根结篇》曰：形气不足，病气不足，此阴阳俱不足也。

《评热论》曰：劳风法在肺下。其为病也，使人强上冥视，唾出若涕，恶风而振寒。巨阳引精者三日，中年者五日，不精者七日。咳出青黄涕，其状若脓，大如弹丸，从口中若鼻中出。不出则伤肺，伤肺则死也。

《痿论》曰：有所失亡，所求不得，则发肺鸣。鸣则肺热叶焦，发为痿躄。悲哀太甚，则胞络绝，阳气内动，发则心下崩，数溲血也。思想无穷，所愿不得，意淫于外，入房太甚，宗筋弛纵，发为筋痿，及为白淫。有所远行劳倦，逢大热而渴。渴则阳气内伐，热舍于肾。水不胜火，则骨枯而髓虚，故足不任身，发为骨痿。治痿独取阳明。阳明者，五脏六腑之海，主润宗筋。宗筋主束骨而利机关。故阳明虚，则宗筋纵，带脉不引，骨痿不用也。

《宣明五气篇》曰：心恶热。肺恶寒。肝恶风。脾恶湿。肾恶燥。

《脏气法时论》曰：肝病者禁当风。平旦慧，下晡甚，夜半静。心病者，禁温食热衣。日中慧，夜半甚，平旦静。脾病者，禁饱食，湿地濡衣。日昳慧，日出甚，下晡静。肺病者，禁寒饮食。下晡慧，日中甚，夜半静。肾病者，禁衣食太热。夜半慧，四时甚。下晡静。

《三部九候论》曰：血病，身有痛者，治其经络。

《腹中论》曰：有病胸胁支满者，妨于食。病至则先闻腥臊臭，出清液，先唾血，四肢清，目眩，时时前后血，病名血枯。此得之年小时，有所大脱血，若醉入房中，气竭伤肝，故月事衰少不来也。治之以四乌贼骨一芦茹丸，饮鲍鱼汁以利肠中。

《血气形志篇》曰：形乐志苦，病生于脉，治之以灸刺。形乐志乐，病生于肉，治之以针石。形苦志乐，病生于筋，治之以熨引。形苦志苦，病生于咽嗌，治之以甘药。形数惊恐，经络不通，病生于不仁，治之以按摩醪药。

《阴阳应象大论》曰：怒伤肝，悲胜怒。喜伤心，恐胜喜。思伤脾，怒胜思。忧伤肺，喜胜忧。恐伤肾，思胜恐。

《刺法论》曰：欲实心，令少思，慎大喜欲情于中。欲实脾，勿大醉、歌乐、劳倦、饱食、久坐，勿食生冷太酸，宜甘淡。欲实肺，要息气，勿大悲伤。欲实肾，勿恐惧流淫，须纳气咽津。欲实肝，勿恚怒疾走，勿过食辛辣。

《阴阳离合论》曰：形不足者，温之以气。精不足者，补之以味。

《至真要大论》曰：劳者温之。损者温之。

《邪气脏腑病形篇》曰：诸脉小者，阴阳形气俱不足，而调以甘药也。

《难经》虚劳脉因

《难经》曰：脉不满五十动而一止，一脏无气者，肾气先尽也。

又曰：脉有损至，何谓也？然至之脉，一呼再至曰平，三至曰离经，四至曰夺精，五至曰死，六至曰命绝。此死之脉也。何谓损，一呼一至曰离经，二呼一至曰夺精，三呼一至曰死，四呼一至曰命绝。此损之脉也。至脉从下上，损脉从上下也。又一呼五至，一吸五至，其人当困。沉细夜加，浮大昼加。不大不小，虽困可治。其有大小者为难治。一呼六至，一吸六至，沉细夜死，浮大昼死。又一呼一至，一吸一至，名曰损。人虽能行，犹当着床。所以然者，血气皆不足也。又再呼一至，再吸一至，名曰无魂。无魂者，当死也。人虽能行，名曰行尸。又上部有脉，下部无脉，其人当吐，不吐者死。上部无脉，下部有脉，虽困无能为害，脉有根本也。

《难经》虚劳证治

又曰：忧愁思虑则伤心，形寒饮冷则伤肺，恚怒气逆而不下则伤肝，饮食劳倦则伤脾，久坐湿地，强力入水入房则伤肾。

又曰：脱阳者见鬼，脱阴者目盲。

又曰：损脉之为病奈何？然一损损于皮毛，皮聚而毛落。二损损于血脉，血脉虚少，不能荣于五脏六腑也。三损损于肌肉，肌肉消瘦，饮食不能为肌肤。四损损于筋，筋缓不能自收持。五损损于骨，骨痿不能起于床。反此者，至于收病也。从上下者，骨痿不能起于床者死。从下上者，皮聚而毛落者死。

治损之法奈何？然损其肺者益其气，损其心者调其荣卫。损其脾者调其饮食，适其寒温。损其肝者缓其中。损其肾者益其精。此治损之法也。

《金匮》虚劳脉因

脉微涩在寸口，关上小紧，或阴阳俱微，寸口关上微，尺中小紧，为血痹。平人脉大为劳。劳之为病，其脉浮大，手足烦，春夏剧，秋冬差。为阴寒精自出，酸削不能行。脉极虚亦为劳。极虚芤迟，为清谷亡血失精。脉得脉动微紧，男子失精，女子梦交。平人脉虚弱细微者，喜盗汗也。脉浮者，里虚也。脉浮弱而涩，为无子，精气清冷。脉沉小芤迟，或芤动微紧，桂枝龙骨牡蛎汤主之。

人年五六十，痹侠脊行，若肠鸣，马刀侠瘿者，皆为劳得之。

脱气，其人疾行则喘喝，手足逆寒，腹满，甚则溏泄，食不消化也。

虚劳里急，悸，衄，腹中痛，梦失精，四肢酸痛，烦热，咽干口燥，小建中汤主之。

虚劳里急，诸不足，黄芪建中汤主之。

虚劳腰痛，小腹拘急，小便不利者，八味肾气丸主之。虚劳诸不足，风气百疾，薯蓣丸主之。

虚劳虚烦不得眠，酸枣仁汤主之。

五劳虚极羸瘦，腹满不能饮食，食伤，忧伤，饮伤，房室伤，饥伤，劳伤，经络营卫气伤，内有干血，肌肤甲错，两目暗黑。缓中补虚，大黄䗪虫丸主之。

虚劳总论

虚者，虚损也。劳者，劳伤也。概五脏积劳，七情受伤等证而言也。巢氏以志思心忧瘦为五劳，以阴寒、阴痿、精寒、精少、精清、里急、便数为七伤。甚至妄分二十三蒸，《本事方》又分九十九种，名目不正，多歧惑人。不若以五脏积劳，七情受伤为主之名正言顺而可从也。夫曲运神机则心劳，悲哀多言则肺劳，恣睢郁怒则肝劳，昏迷酒色则肾劳，饥饱劳思则脾劳。随劳见证，即随证施治可也。久则积劳成虚，积虚成损，势所必然。故当以防微杜渐为贵。至已成而图之，亦已晚矣。第已成而无以治之，亦无以见医为仁术也。稽考经旨，岐伯出甘温以示法，越人按五损以立法，辞简旨该，并皆精妙。虽仅有法无方，要已方寓法中。仲景师承经旨，尚甘温以补虚，而又合祛风逐瘀为三大纲，可谓继往开来，守经达变者矣。吾观虚劳之证，虽五脏皆有，窃以心脾肾为大端。盖饮食劳倦，酒色情志，此皆人所易犯。一或过度，即易犯而易伤也。伤饮食劳倦，首即病脾，伤酒色者即病肾，伤情志者即兼心。大端在此，治可知矣。况元精藏于肾水，为精神之父。谷气化于脾土，为血气之母。神明出于离宫，为君主之官。故土旺而金生，勿拘拘于保肺。水壮而火熄，勿汲汲于清凉。主明则下安，勿纵情以扰心。是三端诚足重矣。其详尚有本论，然其中较尤要者，脾胃是也。先天之元精有限，后天之生化无穷。先天不足，后天能补。精字从米，即精生于谷也。营卫之道，纳谷为宝。久病善后，多在脾胃。又损自上而下者，谓过胃为难治。损自下而上者，谓过脾为难治。即经以甘温而治虚劳，亦何莫而非急急于脾胃之旨哉。至于劳证虚火，五脏之中，肝肾较多。肝木内藏雷火，肾水内藏龙火。劳则二火上炎，劳则其力必疲，此劳字所以从二火与力也。心虽主火，要之君火静而龙雷之火动。故肾中阳虚，而龙火不能安其宅者，是当以引火归原之法，招而安之。譬离照当空，而龙潜海底焉。若肾中阴虚，水不涵木，则龙雷交作，甚或影响及于他脏者，是当以潜阳育阴之法，蛰而藏之。譬时行冬令，而龙雷寂然焉。且东垣所谓内伤者，非虚劳耶。虚则补之，固也。然大虚有盛候，至实有羸状，不可不辨。即内伤之头痛恶寒发热等症，亦恐与外感混治。幸东垣辨之甚精，附载于后，俾不至实实虚虚，损不足而益有余也。疑似既辨，而殊途同归之理，亦不可不知。如干血传尸冷劳等证，名虽不同，风劳暑瘵邪瘵等证，因虽不一，而其同归于虚则一也。又情志偏胜受伤之证，正治之外，亦有以情志相胜治之而愈者。此盖极治法之巧，而其理亦由于经旨也。经谓知其要者，一言而终，不知其要，流散无穷。窃本此旨以继述，故宗经立论，以至证治方案，凡援古酌今，管见所及，均冀简明切当。取法贵上，有合于虚劳之大要已耳。倘有医理精深之士，补弊救偏，匡所未逮，则幸甚矣。

肾为先天本论

无极之真，二五之精，妙合而凝，是为先天。而先天之本，两肾属焉。盖玄黄未兆，天一之水先生。胚体未成，两肾之元先立。婴儿结胎之初，其象中空。一茎透起，形如莲蕊。一茎即脐带，莲蕊即两肾，而命寓焉。由是而天二生火则心成，天三生木则肝成，天四生金则肺成，天五生土则脾成。五脏既成，六腑随之，肢体全之，人形乃具。是未有此身，先有两肾，非先天而何，故《仙经》曰：借问如何是玄牝，婴儿初生先两肾。而《难经》亦曰：肾间动气者，乃脏腑之本，呼吸之门，三焦之原，守邪之神，为人之生命也，而两肾之间即为命门。顾名思义，司命者，当知所重矣。元阳藏于坎府，运用应于离宫。《仙经》曰：两肾中间一点真，逆为丹母顺为人。古之神圣，知肾为先天根本，故谓肾曰作强之官。论脉曰人之有尺，犹树之有根。枝叶虽枯槁，根本将自生。伤寒危笃，所以诊太豀以卜肾气。夫肾藏精，精能化气，气能化神。年十六而精通，为纯阳乾体。及精泄而乾体已亏，复不知节，则百脉空虚，百病丛生，不危何待。不但此也，凡欲念一动，必扰其肾，虽不交合，精已离宫。譬火之有烟，岂能复返于薪哉。则首贵寡欲。且损精亦非一端，视听言动，太过皆能耗精。则次贵节劳。观石蕴玉而山辉，水含珠而川媚。任恭惠公因悟葆精之道，所以老当益壮也。先哲洞窥本源，重肾以固生命之根。治肾而有水火之分，水不足者，壮水之主，以镇阳光。火不足者，益火之原，以消阴翳。肾无泻法，无已则有一法，如或肾火偏盛，泻肝即所以泻肾，此即乙癸同源，亦实则泻其子也。盖肾有水火同具，宛然一太极也。火降水升，可成既济。坎仁填离，可返纯乾。阴阳互根之妙，吾窃于肾而得之矣。

脾胃为后天本论

人自一声因地之后，即属后天。而后天之根本，脾胃是也。脾胃属土，土为万物之母。《易》曰：至哉坤元，万物资生。《经》曰：脾胃者，仓廪之官，五味出焉。食入于胃，长气于阳。饮入于胃，上输脾肺。由是洒陈六腑，而气至焉。和调五脏，而血生焉。化精微，行百脉，畅四肢，充肌肉，而资之以为生者也。故安谷则昌，绝谷则亡。且人之脾胃，犹饷道与财政也。饷与财政交绝，万众立散。脾胃一败，百药难施。上古圣人，见土为后天根本，故其著之脉曰，四时皆以胃气为本。有胃气则生，无胃气则死。伤寒困厄，亦诊冲阳以察胃气。李东垣深窥经旨，故独重脾胃立言，醒提聋聩。以为胃气盛则能食而不伤，过时而不饥。脾胃俱旺，能食而肥。脾胃俱虚，不能食而瘦。善食而瘦者，胃伏火邪于气分也。故脾胃不可伤。然思虑内戕，水湿外感，所伤多端，要惟饮食劳倦为最。盖起居失度，饮食失节，未有不伤脾胃者也。经曰：因而大饮，则为气逆。因而饱食，经脉横解，肠癖为痔。又曰：饮食自倍，肠胃乃伤。然伤饥更甚于伤饱，以一日不食则饥，七日不食，则肠胃竭绝而死矣。此所谓饮食伤也。经谓有所劳倦，皆损，其气衰少，谷气不盛，上焦不行，下脘不通，胃气热，熏胸中，故内热。又谓劳则气耗，劳则喘息汗出，内外皆越，故气耗矣。气耗凡言语动作，困乏少食等症所由来也。此所谓劳倦伤也。夫劳倦伤脾，脾气下陷阴中，无阳以护营卫，至夜身热恶寒，法宜升阳补中。若饮食则有饥伤饱伤之分，饥伤则中气大损，法宜大建中气，以复坤元。饱伤则脾土不达，法宜消补兼施，斯胃强而食化。此仲景、东垣，所以超出寻常者耳。然更有进焉，见肝实脾，防其乘也。土虚壮火，补其母也。君子所以不妄作劳，调和饮食，思患而预防之也。则饮以养阴，食以养阳，土强而脏腑俱安，后天之根本不伤，营卫冲和，长有天命矣。

心为君主论

《经》曰：心者，君主之官，神明出焉。又曰：心者，生之本，神之变也。诚以五脏皆系于心，此心为君主，故诸脏皆听命矣。其所关顾，不重要哉。夫心肝脾肺肾，于七情虽各有所伤，然无不兼之于心。心惊怒而肝应之，心悲忧而肺应之，心思虑而脾应之，心恐惧而肾应之。若喜为心之本志者，固无论矣。故劳伤当兼心脏施治，始为得之。养生者，有鉴于此，虚静恬淡，清心寡欲，返观内照，急急以养心为要务者，由此道也。而却病之道，亦在是焉。故虚劳亦当万缘放下，养心保命，以辅二天之不逮，斯心广体泰，不特五脏所损得益，且十二官亦无不俱安。何则？盖君火以明，相火以位。又主明则下安，以此养生则寿，没世不殆，以为天下则大昌。主不明则十二官危，使道闭塞而不通，形乃大伤，以为天下，其宗大危。凡此皆经训之炳炳可考也，故著为秘典，藏于灵兰之室，以传保焉。则心为君主之重要，不益信而可征哉。

神气存亡说

得神者昌，失神者亡。善乎神之为义，乃死生之本，不可不察也。以脉言之，脉贵有神。脉法曰：有力为神。然有力非强健之谓，乃中和之谓。大抵有力中不失和缓，柔软中不失有力，方是脉中之神。若不及无神，即微弱代脱之无力也。若太过无神，即弦强真脏之有力也。二者均属无神，皆危兆也。盖有神即有气，无神即无气。经曰：色以应日，脉以应月。能合色脉，可以万全。以气色言之，夫精明五色者，气之华也。精明者，所以视万物，别白黑，审长短。以长为短，以白为黑，则精衰矣。五色精微象见矣，其寿不久也。故色见青如草兹者死。黄如枳实者死。黑如炲者死。赤如衃血者死。白如枯骨者死。此五色之无神气故也。青如翠羽者生。赤如鸡冠者生。黄如蟹腹者生。白如豕膏者生。黑如乌羽者生。此五色之有神气故也。生于心，如以缟裹朱。生于肺，如以缟裹红。生于肝，如以缟裹绀。生于脾，如以缟裹栝蒌实。生于肾，如以缟裹紫。无太过，无不及，方是五脏神气所生之外荣也。以形证言之，目光精彩，言语清亮，方寸不乱，肌肉不削，气息如常，二便俱调，此为形证神气在也。若目暗睛昏，形羸气怯，喘急异常，二便不禁，大肉已脱，或无邪而言语失伦，或无端而虚空见鬼，或胀满而补泻不得，或寒热而温凉无效，或暴病即昏沉躁妄，或卒倒即瞪呆僵脱，此为形证神气去也。再以治法言之，凡药食入胃，所以能奏效及变动者，赖有胃气施布，则扶正祛邪，始能随药性主治。若无胃气施化，虽有神丹，亦奈之何哉。所以有用热不热，用寒不寒，并求其属而亦不应者。有治表治里而俱不应者。有虚不受补，实无可攻者。甚至药食不能下咽，或下咽而即吐者。所谓呼之不应，遣之不动。胃为五脏六腑之海，以是知胃之神气已败。故一切寒热表里虚实攻补等法，均无所施其技也。是又在于色脉形证之外，而察及治法者。

甘温治虚劳发明

经曰：劳者温之，损者温之。又曰：阴阳形气俱不足，而调以甘药。是经以甘温而治虚劳，辞简旨赅，不可不研究而发明也。吾试以五行阴阳之理明之，心火肝木属东南，行阳道多。肺金肾水属西北，行阴道多。脾土界阴阳之中，旁达四维。夫行阳道多者，其治不宜太热。行阴道多者，其治不宜太寒。则欲不寒不热，调阴和阳，酌中而治，则甘温尚矣。然其中尚有窥造化玄微之妙者，盖甘温得少火生养之气，中土为后天万物之母，中央健而四旁如，土气足而万物生。得甘温以建其极，五脏自循环受气矣。经以甘温治虚劳，旨在是乎。况虚劳之火，乃虚火也。甘温能治大热，即虚火可补之理也。譬之以灰养火，得温之用，无温之害。有断然者。故虚劳之宜温补者易治，不宜温补者难治。虽然，守经又贵知权，通常可以达变。经以甘温而治虚劳，亦示人以经常之道，固未尽其变耳。至于经权互用，常变合宜，则又在圆机之士，理通之可也。

血证不可服参麦辨正并治法阐微

血证不可服参麦之说，是则是矣，而吾以为治有先后变通，特不可概与妄投耳。盖血既离经而为失血，初起未必尽虚。若以为虚而即投之，斯离经之血，得补则留瘀为害。留肺肝即咳嗽寒热，甚则塞金不鸣。留心脾即烦热甲错，倦怠少食。留于肾即骨蒸烦躁，两目黯黑。留于经络筋骨，即攻注疼痛。屈伸不利，甚则偏枯不仁。不特血证不愈，反为留瘀变证。往往劳根于此，其为害诚非鲜浅。参麦如是，而凡与参麦类者可类推也。且日久每至干瘀，而为干血劳者有之。甚而蒸变细虫，蚀人精髓气血。由是而虫传人，即谓传尸劳是也。若初起治得其法，气逆降气，郁怒舒郁，表邪解散，虚寒温摄，虚火引导。证虽不一，随证施治可也。惟凉泻施于血热妄行，釜底抽薪，暂治其标则可。不然，血得寒则凝滞，其为害与留瘀等。种种治法，无非欲使离经之血，仍归其经。如或来骤势涌，盈碗倾盆，一时不能使之归经，惟有化血一法为优。轻则十灰丸，重则花蕊石散，使离经之血，急化为水，有劫止之效，无留瘀之害，然后方可参麦益气复阴之法，以善其后。正合血脱益气，气能嘘血之旨，则源流俱清，血不复作而愈矣。然虚者至此，则尚有变通焉。观其形羸气脱，脉微欲绝，不宜于化血者，是当急进独参汤，或当归补血汤，或参麦散等。并服后熟睡，俾益气复阴，嘘枯萎以生新血。盖无形之气不补，有形之血难生。故参麦非不可服，特治有先后变通，不可概与妄投耳。此其旨葛可久得其端，而吾有以阐其微也。然则仲师补虚逐瘀等法之治虚劳，各有深意妙用，亦从可想矣。夫血证日久，每至干咳损肺，肺损失音，而为碎金不鸣。或舌光脱液，而为营阴大亏，类多不治等证。然吾姑尽一法，重扶中土以滋化源，兼白芨散以杜其损，或可苟延岁月，勉图幸生于万一耳。

心劳证治

心劳，营血亏耗，口苦或燥，颜舌无荣，烦热神倦，虚汗怔忡，梦寐不宁。甚则眉发槁落，恍惚喜忘，而为血极之证。

治拟益心养荣

西当归 西党参 辰砂拌茯神 远志 白术 带心麦冬 清义芪 净枣仁 清甘草 炒白芍 广木香 桂圆肉 红枣

心劳方论

心主血而藏神。血之源由于中焦受气取汁，故以参、术、甘草补中气。远、枣、茯、麦、圆养心宁神，使奉心化赤而为血也。再以归、芪补血。木香、白芍嘘气和营，即损其心者，调其营卫也。

肝劳证治

肝劳，气逆损阴，面青不泽，烦热胁痛，目昏头眩，恐惧耳鸣。甚则转筋筋惕，爪甲干痛，筋节瘘躄，而为筋极之证。

治拟涵木养荣

西当归 新定 净枣仁 砂仁捣生地 白芍 甘草 鳖血拌柴胡 西党参 橘络 盐水炒远志 女贞子 秦艽 煅石决明 红枣 鲜桑枝二两煎汤代水

肝劳方论

肝为将军之脏。气通风木，主于筋络，当柔以济之，不可使亢。故肝气不可补，肝血自当养也。血主濡之，故归、芍、远、枣、参、地安神养荣以濡之，桑枝、艽、橘通肝舒络，女贞、决明、柴、甘平而缓之，即损其肝者，缓其中也。

脾劳证治

脾劳，脾阳下陷阴中，故洒寒烘热，面黄形羸，劳倦痰多，食减无味，大便燥湿不调，甚则失血，饮食不生肌肉，肢体瘦脱，而为肌极之证。

治拟补中升阳

清义芪 炒白芍 新会皮 党参 当归 甘草 白术 茯苓 炮姜 升麻 柴胡 红枣

脾劳方论

兹为劳倦伤脾，脾气下陷阴中而设。故用升、柴、归、芪，于补益中气参、术、甘草之中，提其下陷阴中之阳，以护营卫。脾性恶湿，故以陈皮、茯苓、白芍，理气化痰调脾，则土强而营卫冲和，寒热自除，饮食亦化。《难经》谓损其脾者，适其寒温，调其饮食，盖言慎寒暑而节饮食，此方已寓其意。尚有饮食伤脾之证，治宜大建中气，与消补兼施，随证酌用。

肺劳证治

肺劳，肺气虚耗，面白力乏，咳嗽痰喘，洒寒烘热。甚则喉舌干燥，失血声怯，倦言皮悴，而为气极之证。

治拟益气补肺

人参 黄芪 新会皮 玉竹 白术 清甘草 麦冬 京杏仙半夏 百合 茯苓 五味子

肺劳方论

兹方用参、芪、术、草补中，以土为金母，滋其化源。杏、玉、麦、味、百合，滋补肺气。而又得陈皮、苓、夏，化痰利气以调之，则肺气自更得益。此其旨观金匮虚劳门，黄芪建中汤内。谓补气加半夏，疗肺虚损加茯苓自知。肺损益气，即《难经》治肺损之法也。如肺气虚耗而有寒痰者，五味子须姜水泡过用之。但麦、味滋敛，于津损气散者宜之。如咳嗽痰多，或痰火与血证有不宜于滋敛者，均去麦、味，易桑皮、紫菀、款冬花、金石斛、茅根、藕节之类，择用可也。

肾劳证治

肾劳，阴虚精损面黯，口干舌燥劳热，腰脊酸痛，小腹里急，或小便黄浊，时有余沥，囊湿，或大便难。甚则亡血失精，骨蒸烦躁，颧红舌光脱苔，液枯骨痿，而为骨极精极之证。

治拟益精补肾

淡苁蓉 甘枣杞 砂仁捣熟地 潼蒺藜 白术 盐水炒

故脂 陈萸肉 淮山药 粉丹皮 茯苓 泽泻 北五味 核桃肉 白果仁

肾劳方论

肾中水火同具，兹方但使阴平阳秘，故以六味地黄加苁蓉、杞、萸、潼蒺藜以益精，山药、白术运脾以输精，故脂、核桃入补肾命。五味子，其味有五，能收纳五脏之精气，而藏之于肾。有白果仁通任督以固精，则精可不失。如相火旺者，或用龙、牡佐之。肾恶燥，急食辛以润之。砂仁味辛，所以使润肾致津液通气也。尤妙得丹皮平火，茯泽分水，则肾中之真水真火更获益矣。损肾益精，此方仿之。又水火偏虚之治，即引火归原，与潜阳育阴法也，方见下卷。至血肉有情之品，补阴益精者，亦补之以味，与食养尽之之旨耶。

喜伤证治

喜则气缓。志畅欲遂，似乎无伤。然过喜伤心，心气大开，阳浮经纵。经谓喜乐者，神惮散而不藏，甚则伤魄狂妄。

治拟敛神正心

柏子仁 北五味 辰砂拌茯神 酸枣仁 粉丹皮 西琥珀屑 白芍药 石决明 青盐陈皮 牡蛎

喜伤方论

心为君主之官，神明出焉。不宜纵喜无节，致流荡淫佚不正，反伤其神。故以二仁、珀、茯，清神正心。心苦缓，丹、味、白芍以收之。心欲软，牡蛎、决明、青盐陈皮以软之。则神敛心正，而君主无恙矣。

怒伤证治

怒则气逆伤肝，胁痛悸惕，烦躁不寐，屈伸不利等症。经谓盛怒者，迷惑而不治，甚则伤志。

治拟和肝解怒

柴胡 粉丹皮 桑叶 白芍 条芩 橘络 当归 黑山栀 甘草 白术 薄荷 红枣

怒伤方论

肝木性喜条达，又通风气。故用柴胡、薄荷、桑叶，舒散以遂其性，归、芍养之。丹、栀、条芩、橘络，清肝平之。肝苦急，欲乘脾，故兼术、草实脾以缓之。则情怀逍遥，肝木自和。

忧伤证治

忧则气抑伤肺，愤郁不乐，微寒潮热，咳嗽痰涎等症。经谓忧愁者，气闭塞而不行，甚则伤意悗乱。

治拟疏气开郁

制香附 砂仁 六神曲 广郁金 苏子 玫瑰花 白茯神 贝母 合欢花 炒蒌皮 玉竹 金针菜煎汤代水

忧伤方论

右方以香、砂、郁金，疏气开郁。苏子、贝母、蒌、茯，豁痰理肺。兼神曲调脾以发越陈气。经谓诸气愤郁，皆属于燥。故用玉竹调和以滋香燥。金针菜即萱草花，萱可忘忧，与合欢花等同用，庶可忘忧愁而为欢悦。

思伤证治

思则气结伤脾，致烦热倦怠，减纳无味，大便不调等症。甚则正气留而不行，又伤神。

治拟调气理脾

党参　甘草　广木香　白术　陈皮　远志　茯神　砂仁　贝母

思伤方论

伤脾故用异功散为主，以调脾。气结故以香、砂调气，远志、贝母，通心开结。

悲伤证治

悲则气消，悽怅不乐，形志痿靡，诸证与忧伤相同。甚则叹息，涕泣不已。经谓悲哀动中者，竭绝而失生，且伤魂。

治拟舒心扬气

沙参　知母　旋覆花　贝母　白芍　老式猩绛陈皮　茯神　青葱管　麦冬　甘草　玫瑰花

悲伤方论

悲则心系急，肺叶举，上焦不通，荣卫不散，热气在中，故气消矣。今以沙参、贝母、陈皮、芍、草，调卫和荣。猩绛、旋覆、葱管，舒心系而扬气。知母、麦冬甘寒，能清热益气。又神不慈，志不悲，玫瑰花、茯神，所以豁达心神，使志不悲而气不消也，疾自瘳矣。

恐伤证治

恐则气下，伤肾与精，致骨酸悸眩痿厥等症。甚则如经谓恐惧者，神荡惮而不收。

治拟强肾壮志

淡苁蓉 茯神 淡附子 甘枣杞 远志 化龙骨 陈萸肉 白薇 煅决明 熟地 砂仁

恐伤方论

恐无所触而然，不比惊有所触而致，本属肾虚。肾藏精，在志为恐，谓恐伤肾是也。故以苁蓉、杞、萸、熟地，益精强肾。心为七情总司而主神，故以远志、茯神，安神宁志。白薇、附子、龙骨、决明、砂仁等同用，能温存下元，通肾气以安肾志，诸症自治。

惊伤证治

惊则气乱，虑无所定，神思恍惚而不安，梦寐悸惕，或虚汗昏热等症，甚则失魂伤胆。

治拟安神宁胆

柴胡 枳壳 辰砂拌茯神 条芩 甘草 鲜淡竹沥 半夏 真胆星 蝉衣 橘络 嫩钩藤

惊伤方论

惊则心胆不宁。盖虑无所定者，胆怯气乱，不能取决也。梦寐悸惕恍惚妄语身热等症，胆气不舒化热，胆涎乘神虚而沃心也。故以柴、芩舒胆清热，茯神、枳壳、竹沥、夏、橘豁痰安神，蝉衣、钩藤、真胆星者，所以宁胆而理惊惕也，甚者用人参以定魂魄。

虚劳要旨下卷

慈谿张国华生甫著 同邑姻晚徐毓洙筱轩 受业陆济澄怀校

虚劳潮热咳嗽痰血

若因肺金亏损，木火刑金，肺络受伤，致干咳失血喘息潮热痰气黏滞不顺，其症面浮鼻红，烦热少气，脉弦或数涩。治宜清金宁络。用沙参、玉竹、杏仁、石斛、桑白皮、紫菀、花粉、川贝、橘络、藕节、青竹茹、鲜枇杷叶（毛刷净）。又肺露饮，雪梨膏，百花膏，即百合、款冬花，及黛蛤散，即青黛、蛤粉，或参乳粉、燕窝等，均可择用。

若因脾虚不能生金统血及化湿，致痰嗽失血潮热，其症面黄体倦食少胸满痰多，脉迟缓或软大。治宜甘温调中，如归脾、香砂六君，或归芍六君等，加益智、广木香之类择用。

若因心营亏耗，包络之阳妄动，金被火刑，致咳嗽失血。其症面赤不泽，痰少烦热，甚或舌燥喉涩，梦寐不宁，脉寸口洪数或虚。治宜清营安神，如天王补心丹等。调卫和营，如归脾、养荣等。

若因肾肝亏损，致咳嗽痰涎失血，当分阳虚阴虚为治。肾阳虚，不能镇水宁血，痰血因之上泛者，犹龙起水随也。甚或咳嗽腰背引痛，症多日轻夜重，面或戴阳微红，内寒外热，右尺脉细数或虚大。治宜温存下元，如金匮肾气。余加沉水香、五味子、龙骨，即引火归原之法。又镇阴煎，亦可择用。方即熟地、牛膝、炙甘草、附子、桂心、泽泻。至肾阴虚，水不涵木，不能制火养血，痰血因之沸升者，犹龙起雷随也。症多日轻夜重，咳嗽腰胁引痛，五心烦热，甚或骨蒸盗汗面黯，或午后日晡两颧如硃，左尺脉豁大无力，或关尺弦数。治宜滋水涵木，如壮水丸，即六味地黄加麦冬、五味。或杞菊六味，或壮水丸合滋肾丸，暂熄其焰。又潜阳育阴法，亦可核用。方即余新定以六味地黄加龙骨、牡蛎、龟板、鳖甲、石决明，以介属潜其亢阳，则阴自育。肝与肾乙癸同源，大略相仿，可类通而化裁之，故从简。

察五脏虚热

肺热者，轻手即得，略重反无，肺主皮毛也。心热者，按皮毛之下，肌肉之上乃得，深反不热，心主血脉也。脾热者，轻按重按俱不热，热在不轻不重肌肉之分，脾主肌肉也。肝热者，按至肌肉之下，筋骨之上乃得，肝主筋也。肾热者，须重按至骨乃热，肾主骨也。

治血证各法

血证初起，虽未必皆为虚劳，往往因治之不善，致劳根于此，故不得不预计及之，以为防微杜渐之法。

气逆降气。方用沙参、苏子、桑皮、蒌皮、杏仁、陈皮、郁金、降香、浮海石、旋覆花包煎。或定喘汤，即苏子、款冬花、桑皮、半夏、炙麻黄、甘草、杏仁、条芩、白果仁。

郁怒舒郁。方用逍遥越鞠，详后痨证。或涵木养荣，亦可核用，方详前肝劳。

表邪解散，须必有表邪见症。热则用清宣金脏，杏仁、大力子、贝母、蒌皮、桑皮、马兜铃、紫菀、荆芥炭，枇杷叶（毛刷净）。寒则用加味香苏饮，制香附、紫苏、陈皮、甘草、杏仁、荆芥炭、当归。

虚寒温摄。阳虚者阴必走，用固元汤，参、芪、归、草、炮姜、桂枝、白芍、广木香、五味子。或理中加味，即参、草、姜、术，加广木香、当归、益智仁，但姜须用炮姜。又归脾或四生丸，亦可择用。四生即侧柏、生地、艾叶、荷叶。

虚火引导。轻则用姜草汤加味，即炮姜、甘草，加荆芥炭、青竹茹或镇阴煎，方见前。重则用肾气丸等。

热则凉泻。必有壮火见症则可，方用鲜生地汁一盅，煎三沸，入生大黄末一小匙，甚者日三服，极效。重则用犀角地黄汤，犀角、生地黄、芍药、丹皮。此皆釜底抽薪，急则治标，权宜之法也。

止血化血。轻则十灰丸，即大蓟、小蓟、荷叶、侧柏、茜草根、山栀、大黄、丹皮、棕榈、白茅根，等分，烧存性，研细末为丸。用时或生藕汁，或生莱菔汁，磨好陈墨二盏，调前药二钱，食后服即止。如失血盈碗倾盆，一时不止者，用花蕊石散止之。即花蕊石煅存性，研极细末，绢筛筛过，用童便调服一钱，多则二钱。

血脱益气。凡失血见有脱证，当用独参汤，即重用独味人参汤救之。前用花蕊石散之后，亦当用此补之。无力用参，当归补血汤，或保元汤，即参、芪、桂、草也。

逐干痰。用大黄䗪虫丸。

若肺损而失血失音，因此者，用白芨粉，米饮调服一二钱，极神效。或用阿胶汤调服，即名白胶汤。

各经血证大略

呕吐与牙宣血，属于胃经。鼻衄与咳嗽血，由于肺经。痰涎血本于脾经。咯唾血属于肝肾。舌衄血属于心经。崩漏血关于冲任，亦关于督，以冲任血海督司权也。便血关于肠胃膀胱，又关于肾，以肾开窍于二阴也。又上血宜降，下血宜升者，亦视其症之何如耳。若血淋、血痢等，凡下血而属实证者，均不在此列。不可妄升。

妇女血与男子有别

血既有别，治亦略异。审经不调者，当先与调经，使血循其常道多效。如冲任虚损崩漏之证，甚者须兼治督脉，用断红丸。即修园谓续断三钱，同侧柏，鹿茸一具，断红丸是也。

干咳治肺

以肺为燥金与清道也。故肺液虚损燥痰之咳，治宜清润和中，扶土生金。方用参、术、苓、甘、款冬花、紫菀、玉竹、石斛、贝母、花粉，鲜枇杷叶（毛刷净），杏仁，或肺露饮，雪梨膏、燕窝等，亦可随用。又咳不止而吐白血者，法在不治，即痰涎带粉红色是也。今得一方，用鲜藕、糯米、红枣煎汤频服，久自效验。此系正白旗迟维新传。

痰嗽治脾胃

以脾为湿土，胃为浊道也。健脾运胃，痰湿自化。故脾胃痰饮之嗽，治宜温化温补，如桂苓甘术汤，或香砂六君等。进一层治，则有土虚壮火之法。虽脏腑皆有咳嗽，大旨要在聚胃关肺一语，故经特揭之耳。又肾虚水泛水沸之痰涎咳嗽，其治详《名医论痰》之内。又咳嗽有饮证者，参麦之类，多非所宜。

久嗽虫啮肺证

张远公三年久嗽，治之无效，委命待尽，一日往李士材诊治，云饥时胸中甚痛，视其上唇白点如粟者十余处，此虫啮肺也，幸未至肺痿失音，即用一味百部膏与服，不十日痛失咳止，下寸白虫数十枚而愈。

附之以备参考。

名医论痰

脾为生痰之源，肺为贮痰之器。而柯韵伯则谓脾为胃行其津液，以灌四旁，焉能凝结为痰，惟肾为水脏，又为胃关，关门不利，故聚水为痰者有之，当曰肾为生痰之源。经云受谷者浊，受气者清，清阳走五脏，浊阴归六腑。肺受诸气之清，不受有形之浊，何能贮痰，惟胃为水谷之海，消化失职，则湿聚酿痰，随气升降，当曰胃为贮痰之器。此义惟王隐君知之。柯氏此论颇超，然余以为痰总不离水湿，于治法脾肺却有关系。盖痰之行，气也，治肺是行治节，而通水道。痰之生聚，胃与肾也，治脾是兼制肾水，而胃湿亦化。治肾是理水归壑，不致沸泛。故赵养葵曰，肾非水沸为痰，即水泛为痰。水泛是肾阳虚并土虚不能制伏其水，致水泛为痰，如肾气丸六君等，益火补土择用。水沸是肾阴虚，并水不涵木，不能制伏其火，致水沸为痰，如六味丸，壮水滋肝核用。此治虚痰之本，而非治标也。又虚劳往往多痰，痰之变幻百出，古人谓顽痰多怪证是也。人多疑难不识，治每无效，惟秘加滚痰丸每获奇效，王隐君《养生论》中详之，方即滚痰丸加百药煎为丸，如小绿豆大，每服三四十丸，量人加减。能敛痰尽从肠胃而下。并不大泻。盖痰不祛，是姑息养奸，祛莠所以安良，亦犹仲师䗪虫丸，治五劳，逐瘀之不嫌其峻，但须勿过，过则伤正,《神书》沉香消化丸仿此。

又虚劳亦往往多饮。《金匮》云气短有微饮，当从小便去之。呼气短为心肺虚，桂苓甘术汤化其太阳。吸气短为肝肾虚，肾气丸通其前阴。若上下俱虚，余拟间用理中或香砂六君，理其中枢，则上下自一气承运，斯饮化而呼吸亦调矣。尚有一种似饮非饮，脾虚不能约束津液，时吐白沫，不甚稠黏，宜六君加益智仁、元精石以摄之。

虚劳遗精

夫精藏肾，而蓄泄听于心。凡欲动必扰其肾，暗中精已离宫，此谓暗遗。故遗精多端，心肾每有连带关系。但治法不可尽拘，有因劳心过度，心虚不能摄肾，宜归脾或四君加远志、枣仁，或天王补心丹择用。有因神志不固，为美色所摇，宜新定敛神正心法，方详心劳，兼吞秘真丸，方即龙骨、诃子皮、砂仁、辰砂。有因心肾不交，宜交通心肾，方用茯神、远志、枣仁、参、草、龙、牡、石莲、芡实、官桂、川连。盖官桂与川连同行，能使心肾交于顷刻。有因脾肺气虚不能摄精，宜补中益气或加麦冬、五味。若因肝肾阴虚火扰有梦者，其遗在天将明，宜暂用龙胆泻肝汤治标，即龙胆草、木通、泽泻、柴胡、生地、甘草、当归、山栀、条芩、车前。或封髓丹，即砂仁、黄柏、甘草，继用六味丸或壮水丸等治本。如兼胆虚挟痰者，宜间用温胆汤为加减，本方即夏、橘、苓、草、竹茹、枳实。若因肾阳虚而无梦者，宜肾气丸加龙、牡等，或山药丸，即山药、熟地、萸肉、泽泻、巴戟、茯神、杜仲、五味、淡苁蓉、菟丝子、牛膝，内加赤石脂一味。今无真故不用。若遗精日久，每致阴阳大亏，寻常之剂无效者，必须大剂峻补任督，如龟鹿二仙膏等是也。

附案：曾治慈北一人，久患遗精，云服滋补固涩均无效，且遗亦非因欲念劳倦而致。惟每遇潮湿天时，其夜必遗，若晴爽无之。余曰：得之矣。然则无怪前药无效，由未得病源耳。此证为肾虚挟湿。人身一小天地也，遇潮湿必遗者，身中湿火，被外引动也。法当寓清利于滋肾中，则精自固。遂以六味地黄合封髓丹与服，效果如神。又附脱精救法：有色欲过度，往往纵情交合，致走阳不止，谓之脱精。急令本妇紧紧抱定，下则勿令阴茎离户，上则急须对口，连呵热气，以续元气。用指捻住尾闾，或用头上银针销刺臂股，令其惊痛便已，亦能止阳。药用大剂独参汤哺入，有得生者。如复汗出肢冷，脉微欲绝者，用参麦散加附子，勉图万一。参麦散，方即人参、麦冬、五味子。

神验遗精猪肚丸

治遗精梦泄不愈，不思饮食，肢瘦气弱咳嗽，渐成劳损，服此自能肥健而愈。方用土炒白术五两，苦参肥白者三两去红皮，左顾牡蛎煅研净末四两，共为细末。以雄猪肚一具，洗净煎极烂，捣和为丸，如小绿豆大。燥则量加热蜜，湿则炒山药粉和丸。早晚以米汤送下各二三钱。忌食猪肝、羊血、番茄，遗泄立止。最好务须清心寡欲，为澄本清源最上乘之法。有诗云：培养精元贵节房，更祛尘累最为良，食惟半饱宜清淡，酒止三分勿过尝。

虚劳浊证

总因心淫于欲，肾伤于色，或强忍房事，败精内留，或淫方强战，败精流溢，乃为白浊。法宜分清导浊。日久虚滑，血不及化乃为赤浊，此虚之甚也，宜固本涩精。所以青年天癸未充御女，及壮年施泄无度，多有此证，他日甚且骨痿。以是知湿胜热为白，热胜湿为赤者，特指湿火流注而言，故治亦有别，未可概论于虚损也。因心气虚，赤白浊，四君加远志、丹参。欲念炽，清心莲子饮为加减。本方即石莲子、麦冬、参、芪、甘草、条芩、赤苓、车前、地骨皮、生枣仁、琥珀屑，并治劳淋。心脾虚，归脾、补中益气择用。火衰败精为浊，肾气丸加菟丝子、石菖蒲，以引导之。水虚精滑为浊，六味地黄合封髓丹等，以滋固之。大抵初起未必尽虚，当分清导浊，以萆薢分清为加减，即萆薢、石菖蒲、甘草梢、益智仁、乌药、赤苓。或导赤散加味，即生地、甘草梢、淡竹叶、木通加淮牛膝、琥珀屑、车前子择用。久后总以心脾肾等剂为收功，又当与遗精参看。妇女虚劳带证，亦可仿此变通。

虚劳淋证

惟劳淋冷淋败精淋，却与诸淋不同，小便虽亦短涩而痛，大虚有盛候类也。劳淋因劳役思虑过度者，宜五淋汤与心脾之药合治。因强力入房无度者，五淋汤与肝肾之药兼治。五淋汤，即赤苓、白芍、山栀、当归、甘草。冷淋因三焦阳气虚衰，肢体口腹恶寒喜热，以肾气丸治之。败精淋有过服金石热药，伤阴败精者，有老人阳痿思色降精者，每有此证，其症似淋非淋，状如米泔鼻涕，甚或大小便牵痛，愈痛愈便，愈便愈痛。其治始宜五淋汤，加根生地、萆薢、石菖蒲、远志、菟丝子导之，继宜六味地黄加元参、麦冬、杜仲、杞子、淡茯蓉，育阴化气善后，当与浊证参看。

虚劳小便不利

不可概用通利。金匮用肾气丸，所以治肾中阳气之不足。若水虚火炎，不能育阴化气，当暂用滋肾丸或与六味地黄合用。若脾气虚不能升清降浊，即经谓中气不足，则溲便为之变，宜补中益气加茯苓、泽泻治之。肾开窍于二阴，肺为肾之化源，若肺气虚不能滋化源而通调水道，以参、麦、桑白皮、紫菀、知母、杏仁、广木香、甘草、茯苓加陈海蜇治之。盖金匮肾气丸蒸肾气，治阳虚不利之法。滋肾丸滋肾阴，治阴虚不利之法。若点滴不通，甚则喘胀或痛，即为癃闭，虚劳中亦间有之，其治大略相仿，当参看而类通之。滋肾丸，即知母、黄柏佐肉桂少许蜜丸。

附案：一男年四十余，曾因酒色所伤，始患白浊。后浊愈，而小便欠利，尿时不能一气如注，尿后复多余沥，脉弦大。此阴虚不能化气，宜育阴化气。余遂以参麦滋其化源，知母、黄柏、生地佐官桂少许，滋肾而达膀胱，紫菀、郁金清肺而调水道，用广木香利气，得气化则水道出焉之妙，服之果效。继以壮水丸加官桂、黄芪、广木香、车前子善后。

虚劳自汗盗汗

金匮虚劳附方，用二加龙骨汤治之，方详《金匮》。大抵以自汗畏寒属阳虚，宜补阳固表，以芪附、参附、术附等择用，或补中益气加附子、桂枝、麻黄根、浮小麦。盗汗内热属阴虚，宜滋阴降火，仿当归六黄汤。或用叶氏酸甘化阴法较妥，方即参、草、熟地、茯神、五味、湖莲。复有自汗责心阳虚，不能卫外而为固。盗汗责肾阴虚，不能内营而为守。然亦不可泥者，如肺虚当固表，脾虚当补中，心虚和营卫，肝虚禁疏泄，肾虚助封藏，此按证施治之道也。有阳虚治阴，阴虚治阳，此阴阳互根之妙也。汗以元气为枢机，关系甚大。大汗身冷，六味回阳饮治之，方即四逆散加参、归、地。无力用人参，重用太子参、姜、芪代之，或参、麦回阳亦可，即参麦散合四逆汤，或外加茯苓一味。惟善读仲景书者知之。又汗出坏证，如汗出而喘甚，汗出而脉脱，汗出而身痛，汗出发润至巅，汗出如油如珠，见此不得妄为用药。

虚劳怔忡

胸中怦怦，悸跳不宁，多因心肾两虚不交所致，或过汗营卫两虚，均宜归脾去木香，加桂枝、白芍、麦冬，或兼吞都气丸。方即六味地黄加五味子，如兼挟痰火水气等证，照兼证法治之。

又瞤惕，即筋惕肉瞤，乃血虚不能荣养肝脾，宜归芍六君加桂枝、远志、钩藤、香附。

附案：一妇曾因过汗虚甚，致日夜虚汗怔忡不止，闻声走动更甚，不食，言动困乏，畏寒不欲揭帐。邀余诊治，脉迟无力，余曰：此大伤心液与胃阳也。盖汗为心液，又阳之汗，以天之雨名之。急宜阳药温补止汗，则诸恙自愈。遂用黄芪、附子、东洋参、辰砂拌茯神、远志、枣仁、桂枝、白芍、白术、甘草、五味子煎服数剂，即得汗止怔定食进，能起动而愈矣。

虚劳喘促

慌张气怯，声低息促。升降不利，劳动则甚。大抵肺脾肾之证居多。肺虚参麦散加减。脾虚香砂六君或归脾加减。肾虚六味地黄或肾气丸加减。但当辨阴虚阳虚施治，如宜肺脾肾三焦兼治，则有全真一气汤，即参、麦、五味子、白术、熟地、牛膝、附子，能治上焦虚热，下焦虚寒，为清上理中实下之方。有兼挟痰等证，照兼证法治之。至真阳暴脱，阴火逆冲，气喘痰鸣之重要症，非黑锡丹不可。但此丹当随身佩带，借人气温养备用。徐灵胎为治喘镇纳元气必备之药，当与咳嗽痰饮参看。

附案：一妇年五十余，久有虚损痰嗽，一日忽大喘痰涌，汗如油，似命绝之状，急用人参、麦冬、五味子数剂，即喘定汗止痰少，继以前方如苓、术、甘草、白芍、陈皮，脾肺双调，十余剂痊愈。

虚劳眩晕

前人谓虚之外，有火风痰各证，而不知三者虚劳中亦每有之，特火为虚火，风为内风，而痰固无论矣。盖男子多因酒色劳役，女子每由抑郁气恼。劳役伤脾者，火动痰升也，治宜六君为加减。酒色伤肾者，阴虚火升，本损而末摇也，即经谓肾虚则头重高摇之义。或水亏则木燥，虚风内动者亦有之。俱宜壮水柔肝，如参麦六味，涵木养荣，潜阳育阴择用，郁怒伤肝者，肝阳上升也，宜加味逍遥散佐夏枯草、左金丸等。或动风挟痰，迷乱清气者亦有之，宜柔润熄风，用桑、菊、钩藤、竹沥，再加二陈。合而言之，欲荣上者必灌根，乙癸有同源之妙，治肾即所以治肝，治肝即所以熄风，熄风即所以降火，降火即所以治痰。神而明之，存乎其人。清晨眩晕多阴虚，晚间眩晕多阳虚，肾命阴火逆冲，致眩晕呕恶厥逆者，酌用黑锡丹。又上虚甚者，修园谓当用鹿茸。若男妇脱血过多，一时眩晕昏倒，此与恶露上冲之血晕不同，急用独参汤大剂救之。又虚劳头痛，大略与兹相仿，可参看而酌治之。

虚劳腰痛

大旨肝脾督带虚损，皆有此证。而肾为腰之府者，固无论矣，按证治之可也。

虚劳腹满飧泄

《金匮》虚劳门，未出方治。余略备理中、升阳、平肝、实脾、补肾、壮火诸法，以听善用者之取择焉。

脾虚宜理中加减。脾虚而清气下陷，宜补中益气加减。若土虚木乘，以前方加防风、白芍，或合戊己丸，即吴萸、川连、白芍。脾肾两虚，胃关煎，即白术、熟地、山药、炮姜、吴茱萸、炒扁豆、甘草。或与四神丸核用，即炒故脂、五味子、吴萸、肉豆蔻去油净。虚甚须兼壮火，金匮肾气加减。

附案：曾治一妇，患胸腹胀满飧泄，食后胀甚或喘，水饮吐出稍宽，二便利则水饮少吐，舌苔带丝而润，有时略带细腻微白，脉弦迟无力，卧床不起，已三年矣。此脾肾火土两虚，火虚不能生土，土虚则水泛胀。前医未中病情，故多无效。大便久溏后变不通，致吐胀更甚，盖火土虚而便曾久溏，又为阴阳两大亏之重证也。余即重用温补脾肾法治，硫磺、半夏、枳壳、炒白术、小茴香、炒当归、砂仁拌熟地、党参、淡苁蓉、杞子、大茴香、川椒、附子、桂心十余剂，后又服鹿角、驴皮二胶，诸恙随瘥，自此身康。

虚劳噎膈

噎膈有属于虚劳者，即血气形志篇所谓形苦志苦，病生于咽嗌，治之以甘药是也。其肠胃血液枯槁，食全不入，无谷可吐，致呕吐涎沫，便如羊矢，亦大虚有盛候类也，法在不治。如用滋润无益者，姑尽二法治之。一为吴茱萸汤加当归，大辛以开其膈，大甘以培其中，辛甘化阳。又得人参益气生津，以驯诸药之性，阴阳和而雨泽降，顷刻间，有万里沃泽之景象矣。一为金匮肾气加淡苁蓉、杞子作汤煎服，蒸动肾气，使云腾致雨，上荫肠胃。以肾为胃关，关门利而肠胃润，则上下通降矣。

虚劳反胃

有劳伤中土，土虚不能消受，治宜理中加半夏。土虚木乘，反出带酸，宜理中加川连、半夏，理中即参、草、姜、术也。或香砂六君加减。又逍遥、越鞠、左金，亦可择用。如兼痰饮阻逆，宜二陈加枳、术、桂枝、泽泻。有肾脏虚损，食后即吐，是无水也，宜壮水。朝食暮吐，或不酸腐，是无火也，宜益火。

虚劳虚烦不得眠

金匮用酸枣仁汤，所以治心神与肝魂不宁，若因心脾气血虚少，宜归脾汤。因肝胆虚，宜桂枝龙骨牡蛎汤加黄芪、鳖甲、枣仁。因胆虚挟痰，温胆汤加味。

虚劳痿躄

痿者，萎也，痿弱而不能行动也。虚损之痿，其源多因劳伤先后二天。胃为脏腑水谷之海，其经阳明，主润宗筋，虚则脏腑失养，宗筋失润，而肺热亦由此起矣。证虽分五脏，故经独取阳明为主治者，由此道也。然清金壮水养血坚骨等品，亦可随宜佐之，并清心戒欲为要。《难经》谓骨痿不能起于床者死，此指自上损下已达极点故也。至湿痰湿热食积死血等因之痿不在此列，亦未可概论。

虚劳骨蒸

有风邪内陷，为风劳之骨蒸，治详风劳。或因蕴热未清，及内有瘀血延为骨蒸者亦有之。好色者每多瘀，以阴虚多内热也。始尚可治，若阴竭液涸，虚劳极点之骨蒸，不可为矣。

虚劳失音

咳嗽日久失音者，肺痿肺损也。病后失音者，肾怯也。二者均属难治，所谓碎金不鸣是也。若初起及误治失音，非关虚损者，为塞金不鸣。不可概论，当随其所因而治之，不在此列。

虚劳疬证

《金匮》谓马刀侠瘿，皆为劳得之是也。大抵此证多起于郁劳，部位每属于肝胆。如血虚肝旺宜逍遥散，即白芍、当归、柴胡、茯苓、白术、甘草、丹皮、山栀、薄荷，或越鞠丸，即香附、苍术、川芎、山栀、神曲。或消瘰丸，即元参、牡蛎、贝母之剂择用。气滞血亏，宜归脾、养荣、补中益气之类。若虚寒血气不和，痰凝经络，宜龙宫阳和汤，即麻黄、炒熟地、鹿角胶、白芥子、桂心、炮姜炭。兼吞加味二陈丸，即二陈加炒白芥子为丸。

冷劳

肢寒喜温，清谷，失精梦交，面青痿，舌无荣，少气懒言，脉多迟弱细小。徐忠可曰：劳无不热，而独言冷者，阴寒之气与邪为类。故鬼疰阴邪，得以依附为患。入肝抟其魂气，使少阳生气渐绝，药力不易及，故难愈。《金匮》虚劳附方，用獭肝散治之，盖獭肉寒，惟肝独温，且肝叶应月，尤得太阴之正，以肝入肝，阴邪自化。方即真獭肝一具，炙干为末，开水送下一匙，日三服，神效。又脏硫丸亦治，方用矮硫磺入猪肠内煎烂，去肠，捣和蒸饼为丸，绿豆大，每服十四丸，量人加减。

邪瘵

因邪成瘵，夜魔梦交梦食，致胸脘不爽呆纳，失精失血，气乏力疲，面青不泽，惟下午颧颊戴阳带赤。此虚阳上炎，宜桂枝去桂二加龙骨汤，方详金匮虚劳方论。若夜梦魔交，诘问不肯吐真情者，可用鹿角屑酒下一匙，问之自说。邪瘵之证，一为阴邪，即鬼疰侵人。梦交梦食，淹缠日久，其结果终归泄泻而毙，以阴邪侵内甚深故也。须早用平胃散或脏硫丸、獭肝散之类治之。平胃散，妙在苍术一味，以苍术得正阳之气。方即苍术、川朴、陈皮、甘草。一为阳邪，如狐獭迷人。梦交梦食，吸人精气，须用珠兰根捣烂，涂其前阴，邪自远矣。再用备急丸，即干姜、大黄、巴豆去油净，共研细末为丸，下其恶物数次，冷劳止之，后用扶正却邪之剂，随证调治。

干血劳

其因已详血证辨正篇，然亦有阴虚生内热，血被蒸热而干瘀者。外症肌肤甲错，入暮五心烦热，或咳嗽声嗄，身体疼痛，面目黯滞，舌苔无荣，脉多沉涩，妇女经水不至，此证尤多。治以大黄䗪虫丸，方详金匮虚劳方论。又四乌贼骨一芦茹丸，妇女更宜。饮鲍鱼汁以利肠中，其雀卵如无，以雀肉及鸡肝煎捣代之。此方以搜血之品，为补血之用，治干血劳甚妙。大黄䗪虫丸，亦本于此。善后宜归脾养荣等汤调补。

传尸劳

其因亦详于血证辨正篇。然亦有因飞尸鬼疰而致者，乘人正虚，凭依为患。藉人气血，渐至生虫。其证沉默，渐就羸瘦，苦难名状，死又传人。须早用苏合香丸，或獭肝散，脏硫丸，平胃散，祛鬼杀虫，随宜核用，迟则不及。此虫依气血而化，故灵于他虫。每五日一作止，作时神气昏闷，止时乍静，过五日复然，最防传染。甚者宜固本祛虫，加减芎归血余散治之，用室女活发一团，约有四五钱血余可煅，洗去油垢，纸包泥固烧存性，芎、归、桃仁各用三钱，雄精、安息各一钱，无安息，或以苏合香代之。鳖甲醋炙一具，獭肝炙一具，白雷丸、川椒各三钱，锦大黄四钱，共研细末，分作四服。每服用井水一满茶碗，煎至十分之七，入降真香细末四分。须月初旬头，五更空心煎服，午时再服，覆被取汗。软帛拭之，恐有细虫，即焚其帛。泻下恶物，即远弃僻处，免致害人。后再调理。且衣服器皿，皆能触染，亦须谨防。又病妇思男，病男思妇。睹面即防触染。元虚体倦腹饥之人，亦勿入其家，以正虚邪更易凑也。能慎七情六气，酒色劳倦，正足则邪难侵。当与邪瘵干血劳参看。

验痨虫法

用乳香焚薰患者手背，以帛密覆其上，良久揭看，若手背有毛长至寸许，白黄色可治，红者难治，青黑即死。薰至一二时无毛者，非也。

灸痨虫法

以癸亥日二更时，解去下体衣服，直身平立，腰上两旁微陷处，谓之腰眼，用笔蘸墨点定，然后和衣卧床，惟留灸处灼小艾炷七壮。痨虫或吐或泻而出，即远弃僻处，不传而安。但灸须兼温和之天。

擦痨虫法

用生矮硫磺一钱，原麝香、冰片各一分，轻粉八分，辰砂、雄精各五分，共研极细末，再过绢筛，入独蒜头捣和极烂，须临用修合。如无新鲜独蒜头，将药用如意油蘸擦代之。自百劳穴擦至尾闾，及左右肺俞膏肓穴，以药尽为度。擦过见有青黑处，即痨虫为患处也。须晴暖日时行之，风雨阴寒之天勿行。此药能开窍透关杀虫神效。擦过避风寒戒酒色调养。

情欲劳

少男处女，情窦已开，婚姻失期，相火妄动，所欲未遂，致精神暗损，色夭肌瘦，梦交，僧尼及鳏寡亦每有之。对面千里，所愿不得，意淫于外，发为白淫，即带浊类也。甚者骨蒸内热，血风攻注，脉症俱是相火情欲为病。治用麦煎散神效，方即小麦一百粒，酥炙鳖甲、桃仁、柴胡、石膏、当归、生地、赤苓、贝母、熟锦纹各一两，土炒白术、甘草各五钱，有汗加麻黄根一两。共为极细末，每服三钱，米汤调下。盖少男想有女而不得，则有留精。处女思有男而不得，则有留血。鳏寡僧尼有所思而不得，则气郁结而有留瘀。其理一也。留者，阻塞气与精血流行之道也。气为阳闭则积阳为热，故令骨蒸内热。精血为阴阻则积阴为疰，故令四肢攻注，或浮肿。方中鳖甲、桃仁，攻坚去积之品，所以治精血之留结。柴胡、石膏，解肌清热之药，所以去骨蒸之内热。思则火结心脾，故用贝母开结。郁则气留六腑，故用大黄推陈。归、地生新血，术、草调中州，赤苓导丙丁之邪，浮小麦止骨蒸之汗，加麻黄根尤止汗之捷品。此为少壮男女情欲劳之神方。疗骨蒸肌热盗汗等证，用之得当极效。如相火偏盛，暂用龙胆泻肝治标，或知柏地黄平火。再加琥珀、龙骨，定心镇肝，使相火不致妄动。继以潜阳育阴，及归脾、补中益气等，择用善后。

童子劳

先后二天为病，非关情欲。由禀赋不足者，其治在先天两肾。由饮食不调者，其治在后天脾胃。药饵克伐过剂者亦然。治疗之方，可按证类推，无待赘述。

风　劳

因风成劳，治之不善，或迁延失治者有之。咳嗽潮热等证，日久不止，甚则遗精失血，盗汗骨蒸，肌肉消瘦，脉来弦数。方用秦艽鳖甲汤。盖风性疏泄，在表则表热咳嗽，在里则里热失血，附骨则骨蒸盗汗遗精。久蒸，则肌肉消瘦，无风不作骨蒸。故以秦艽、柴胡，治肌骨之风。骨皮、知母，疗肌骨之热。骨甲阴类，骨以及骨，能为诸药之向导。阴以养阴，能退阴分之骨蒸。乌梅味酸，引诸药入骨而收蒸。青蒿苦辛，使诸药入肌而解蒸。当归入血以养血。罗谦甫此方甚妙。又柴胡梅连散亦可择用，方即柴胡解表里之风，前胡散肺肝之邪，乌梅、胡连，治肌骨之蒸，猪髓、鳖甲，入骨养阴，地骨、童便清火，少用韭白辛热以为向导，甚者从之之道也。

暑瘵

盛夏相火用事，暑邪烁肺，复燃阳络，络血上溢，烦热口渴，咳嗽气逆，渐就劳瘵。初起虽非真阴亏损者比，或清宣金脏，或清金宁络之法治之。体弱者，宜却暑调元，标本兼治。方用滑石、鲜生地、鲜石斛，泻火为君。赤苓、半夏，消暑调中为臣。暑热刑金，参、麦保肺为佐。甘草、粳米调元为使。如血未止，旱莲、丹皮、藕节、荆芥炭、十灰丸等，均可随加。失血后，咳嗽潮热不止，审脉证阴分已亏者，又当以甘咸养阴治之。方用干生地、炙鳖甲甘寒，阿胶甘平，淡菜咸温，以养其阴。旱莲、女贞甘凉，止血益肾。佐以丹皮、青蒿，清血中伏火，则潮热咳血自愈矣。

情志病以情志治之案

《魏志》载一郡守，华佗以其病本于思，乃受其金而不加治，并留书骂之。守果大怒，令人追捉。其子知之，嘱吏勿追。瞋恚不已，吐黑血甚多而愈。所以然者，经谓思则气结，故用暴怒以胜之，使之归于和而已。

一妇其母甚爱，后母死而思念不已，精神短少，恹恹不起，诸药无效。延韩世良治之，韩曰：此病得于思，吾当以情志所胜治之。乃贿一巫妇，语以故，并嘱其夫谓妻曰：汝念母至切，不识彼在地下亦念汝否，盍召巫妇卜之？妻悦，即召巫焚香，而母灵降矣，言动宛似，女大泣，母叱之曰：我死因汝生命克我，今汝病恹恹，实我所为。生与汝为母子，今与汝为寇仇。言讫，女遂改容大怒，诟之曰：我因母病，母反我害，我何思为？病遂愈。此亦怒胜思，以情病，以情破之也。不然，性情偏执，一有所着，即恹恹久病不愈，虽日进医药无益。

一女婚后，夫出外二年未归，因此不食，困卧如痴，向壁不语。其父迎丹溪治之，告以故。丹溪诊曰：此思则气结也，药难独治，须激其怒。不然，得喜可解。于是掌其面，并诬以激之，果大怒，号泣者三时，令解之，则求食矣。以悲则气消，怒则胜思也。复曰：病虽瘥，得喜方已，乃嘱以夫回，疾不复作。

赵知则因喜成疾，巢氏诊之，故为惊异而出，不与之治。数日赵悲泣，辞家人曰，处世不久矣。巢知其将愈，使人慰之。问其故，引经之恐胜喜以对，可谓得玄关者也。

韩魏公疾，时天方不雨，更十医罔效。左友信最后至，脉已，则以指计甲子曰，某日当雨，竞出。公疑曰：岂吾疾不可为耶？何言雨而不及药我也。既而其夕果雨，公喜，起行于庭，达旦，疾若脱去。乃召左而问之，对曰：公相之疾，以忧得之，方今久旱，私计公相忠且仁，必以旱为忧，自必以雨而瘳，理固宜然，此《内经》喜胜忧之治也。

一人因闻声惊畏，致魂魄恍惚不安等证。张子和诊治，令人拍门窗，使其人复听之，惊畏遂释。盖惊者，忽然而遇之也。使习见习闻，则不惊矣。

更有一种因情疑而病，必疑解而疗。昔一人会饮于赵修武宅，酒至数杯，忽见杯底有似一小蛇，咽之，后每思而疑之，日久恹恹觉心痛，自思小蛇渐食脏腑，药莫能愈。既而又会酒赵宅，方执杯，又见杯底小蛇，乃置杯细视，见梁上有角弓，知却是弓梢影于酒底，因此解疑，疾遂愈。此皆可治情志病，极治法之巧。备列数则，以辅方药正治之不逮，亦足征医道玄微，学人所当灵变究心也。

内伤似外感辨

内伤恶寒，得温暖即和，外感虽近烈火不除。内伤手心热，外感手背热。内伤头痛，作止有时，外感常痛不休。内伤元气不足，言动懒怯。外感邪气有余，言动壮厉。内伤口不知味，外感鼻气不利。东垣特辨而明之。

虚损中有类疟症

久病成虚，因寒凉损伐浪投，致三阳气虚，痰凝气滞。以调元之剂治之，阳气一动，少阳欲出，前有太阳，与并则寒，后有阳明与并则热，如成疟状，非真疟也。其太阳气达，或有伤风之状。阳明气达，或有作泻之症。此时不可概作外感，正当调脾补元和营卫，分别施治，斯病自疗。

虚不受补治法

慎柔书谓损病六脉数，声哑口疮，昼夜发热无间。数则脾虚，此真脾阴虚也。不受峻剂滋补者，可用四君加黄芪、山药、莲肉、白芍、五味子、麦冬，煎去头煎不用，只用第二三煎，此为淡味养脾阴稳法也。服十余日，热渐退，口疮渐好，乃用丸剂，如参苓白术散，亦去头煎，晒干为末，陈米锅焦打糊为丸，如小绿豆大，每日服二三钱，分作二次，开水送下。煎去头煎，则燥气厚味变成甘淡，补养脾胃甚妙。师师相授，毋轻忽焉。

嘉言论龙雷之火

潜伏阴中，方其未动，不知其为火也，及一发则暴不可御。盖龙雷之性，每阴云四合，则遂其升腾之势。若太阳当空，自退藏不动矣。故凡以水制火之常法，施于龙雷阴火，反助其虐者也。吾特有健脾阳一法，一举有三善焉。一者脾中之阳气旺，如天清日朗，龙雷潜伏也。二者脾中之阳气旺，胸中窒塞之阴气自散，如太空不留纤翳也。三者脾中之阳气旺，饮食运化精微，能生续其精血也。况地气必先蒸土为湿，然后上升为云。若土燥而不湿，地气于中隔绝矣，天气不常清乎。古方每用桂附引火归原，为治阴盛龙雷火升之常法。若治阴虚龙雷火炎之法，须收藏为主，即余所谓潜阳育阴之法，以秋冬则龙雷潜伏也。或收藏未效，则宜略佐辛热为向导，亦同气相求之义，然更有进焉。大病尚须大药，大药者，天地春夏，而吾心寂然秋冬是也。昔人逃禅二字甚妙，夫禅而名之曰逃，其心境为何如哉。

劳损死之迟速

《玉函经》谓从上损下死即迟，从下损上死不长。此言上损死缓，而下损死速也。若证至垂危，死尤甚速。然能食者，或可苟延引日。有能食而即死者，为除中。

损由大略

前人谓损起上者，多由七情，损起下者，多由房帏，然则损起中者，必多由饮食劳倦无疑。此余所以有心脾肾三大端之论也。

虚劳危候

一虚损劳伤失血后，咳嗽不止，而痰多甚者，此脾肺肾虚极，饮食不能化精血而化痰涎，虽非血，实血类。

一小便黄涩淋沥者，此真阴亏极，气不化水也。

一左右者，阴阳之道路。有不得左右眠，而认边难转者，此阴阳之气偏竭而然，难治。

一足心如烙者，虚火烁阴，涌泉涸竭也，难治。

一形瘦脉大，胸中多气者死。身热不为汗衰，不为泄减者死。嗽而上喘下泄者死。

一劳损本系内伤，所以病不溃乱。其有别无邪热，而谵妄失伦者，此心脏败而神去也，必死。

一劳嗽音哑，声不能出，或咽痛喘急气促者，此肺脏之败也，必死。

一劳损大肉脱甚者，此脾脏之败也，必死。

一劳损至甚，多有筋骨疼痛。若痛极不可忍者，乃血竭不能荣筋，此肝脏之败也，必死。

一劳损既久，再泄泻不止者，此肾脏之败也，必死。

七情脉法

过喜伤心，气缓而脉散。过思伤脾，气结而脉结。怒伤肝，其气逆而脉促。惊伤胆，其气乱而脉动。忧伤肺，脉必涩而气沉。恐伤肾，脉多弱而气怯。悲伤肺，脉短涩而气消。

虚劳脉法总诀

《中藏经》谓甚数甚急，甚细甚弱，甚涩甚滑，甚短甚长，甚浮甚沉，甚弦甚紧，甚洪甚实，皆生于劳而伤也。而景岳谓无论浮沉大小，但渐缓则渐有生意。若弦甚者病必甚，数甚者病必危，若弦细而再加紧数，百无一生。又左右关俱弦，死期不远。结者，三年内死。代者，至远三月内死。弦数紧数之脉，难进甘温，故多不治。

虚劳通变须知

虚劳虽属内伤，然其起初未必尽由于内伤，未必即成为虚劳。往往有因调治失宜而累虚者，亦有因外感或杂症而迁延及之者，亦有既内伤，而又兼外感或杂症者。此从标从本，或标本兼治，权变缓急，必须脉证参合，神而明之，存乎其人，是又不能以言尽也。故其方亦不胜备载，免碍活法，只可举端略言大意。如风劳暑瘵之类，俾知通变，以示门径。至于妇女虚劳，亦与男子大同少异。大旨要不外二阳之病发心脾，八脉皆隶于肝肾。总之，苟能错综变化，触类旁通，则于虚劳思过半矣。但虚劳之治，如王道之无近功。以虚劳为根本上之证，故不能责以速效。虽以慎选医药为主治，又必须养心保命，静守调理，与医药相辅而行，庶失之东隅，尚可收之桑榆。不然，不慎酒色情志，不节饮食劳倦，杂药乱投，妄希速效，其能疗乎。虽卢扁复起，不易吾言。言念及此，所以为虚劳计者至矣。

金匮虚劳方论

黄芪桂枝五物汤

治血痹。外证身体不仁，如风痹。

黄芪　桂枝　白芍　生姜　大枣

经云：阴阳形气俱不足，勿刺，而调以甘药。兹方和营之滞，助卫之行，辛甘中亦寓针引阳气令脉和之意。

桂枝龙骨牡蛎汤

治失精家，小腹弦急，阴头寒，目眩发落，脉极虚芤迟。为清谷亡血失精，脉得诸芤动微紧。男子失精，女子梦交。

桂枝　白芍　甘草　龙骨　牡蛎　生姜　大枣

看似梦交失精之专方，其实亦为调和阴阳之方。自失精家至此汤主之止，隐承脉大为劳意，言虚阳盛而真阴虚者，故以脉之浮大边为主，而间有沉弦微紧者，仍露出阳衰之象。盖阴根于阳，阴病极，则并伤阳也。故以桂枝汤调和阴阳，加龙、牡以专翕其阴，深得阴阳互根之妙。

小建中汤

治虚劳里急，悸衄，腹中痛，梦失精，四肢酸痛，手足烦热，咽干口燥。

桂枝　白芍　甘草炙　饴糖　生姜　大枣

尤在泾曰：阴阳和平，百疾不生。若阳病不能与阴和，则阴以其寒独行，为里急，为腹中痛。阴病不能与阳和，则阳以其热独行，为手足烦热，为咽干口燥。皆非阴盛与阳炽也。今建中汤建中气，调阴阳，和营卫，则阳就阴而寒以温，阴就阳而热以和。医所以贵识大要也。四肢酸痛烦热为脾虚，悸为心虚，衄为肝虚，失精为肾虚，咽干口燥为肺虚。甘温建中，五脏俱循环受气矣。

黄芪建中汤（即小建中汤加黄芪）

治虚劳里急诸不足。

气短胸满者加生姜，腹满者去枣加茯苓。及疗肺虚损不足，补气加半夏。

尤在泾云：里急者，里虚脉急，腹中当引痛也。诸不足者，脉证阴阳俱不足。而悸眩喘咳失精亡血等证，相因而至。急者缓之必以甘，不足者补之必以温。而充虚塞空，黄芪尤有专长也。

八味肾气丸

治虚劳腰痛，小腹拘急，小便不利者。

干地黄　山药　陈萸肉　泽泻　粉丹皮　茯苓　桂枝　淡附子

共研细末，炼蜜为丸，每服一钱或二钱，盐汤送下。

金匮此方凡五见。一见于第五篇，治脚气上入小腹不仁。再见于第六篇，即治前证。三见于第十二篇，治短气有微饮，当从小便去之。四见于第十三篇，治男子消渴，小便反多，饮一斗，小便亦一斗。五见于第二十二篇，治妇人转胞不得尿，但利小便则愈。盖肾者，水脏也，凡水病皆归之。故用茯苓、泽泻、山药利水实土。水过利而肾恶燥，故用熟地、萸肉等滋补。又水为寒邪，故用附、桂温阳通痹之药，相济而相成。大旨总以温补下元，化育肾气，祛痰饮，利小便等为治。

薯蓣丸

治虚劳诸不足，风气百疾。

薯蓣 人参 白术 茯苓 甘草 当归 芍药 白敛 川芎 麦冬 阿胶 干姜 大枣 桔梗 杏仁 桂枝 防风 神曲 柴胡 大豆卷 干地黄

此治虚劳内外俱见不足，不但如上节所谓里急诸不足也。虚则补之，前有建中及桂枝加龙牡，八味肾气等法。然前法补虚有余，而祛风不足。凡人初伤风邪，多不以为意，久则或邪渐微自愈。或有余邪未净，或治之不善，邪正混合，又邪伤其正，致或偶有发热，及盗汗咳逆痰嗽等证。妇女经产之后，尤易招风。皆为虚劳之根。补虚去风，不可偏着，此丸风虚两得，去邪安正兼之矣。

酸枣仁汤

治虚劳虚烦不得眠。

酸枣仁 甘草 知母 茯苓 川芎

此方治虚人烦劳，心神与肝魂不宁，致不得眠之法。

大黄䗪虫丸

此方能缓中补虚，祛虫逐瘀，治五劳虚极羸瘦腹满不能饮食，食伤，忧伤，饮伤，房室伤，饥伤，劳伤，经络荣卫气伤，内有干血，肌肤甲错，目黯黑。

大黄 黄芩 甘草 桃仁 杏仁 芍药 干地黄 干漆

虻虫 水蛭 蛴螬 䗪虫

制研细末，炼蜜为丸，黄豆大，酒服五丸，日三服。干漆宜炒至烟尽，或以川三七代之。兼治血臌，并去蓄血。虚劳证有挟外邪者，如上所谓风气百疾是也。有挟瘀郁者，即此所谓诸劳伤证，内有干血是也。风气不去，足贼正气，而生长不荣。干血不去，致留新血，而渗灌不周，故当急去，不可因循。此方润以濡干，虫以动瘀，通以去闭，又以地、芍、甘草和虚，其攻血而不专主于血，一如薯蓣丸去风之不着意于风也。

附二加龙骨汤

治虚弱浮热汗出等证。

即桂枝龙骨牡蛎汤

去桂枝加白薇、附子。

桂枝升发，非阴虚火亢所宜。汗因虚阳鼓而外出，必得白薇之寒，泻火即是养阴，附子之热，导火亦是养阴。且附子与白薇、龙、牡同用，颇得潜阳固阴之意。

附天雄散

天雄无真，以大附子代之。

陈修园曰：方中白术，为补脾圣药，最得土旺生金，水源不竭及纳谷者昌，精生于谷之旨。又有桂枝化太阳之水府，附子温少阴之水脏。水体本静，而川流不息者，气之动，火之用也。更佐以龙骨者，以龙属阳而宅于水，同气相求，龙性至动，今龙骨化至动而归至静，可以敛纳散漫之火而归根，以成阴平阳秘之道。

附炙甘草汤

治虚劳不足，汗出而闷，脉结悸，行动如常，不出百日，危急者，十一日死。

炙甘草　人参　麦冬　桂枝　麻仁　生地黄　阿胶　生姜　大枣

阴虚热极而燥，为虚劳之坏证。兹方于救阴滋养之中，又用姜、桂以鼓气，以气至水亦至焉，气能致水也。

虚劳备用方论

人参养荣汤

治营卫两虚，色夭肌瘦体倦，毛发脱落，惊悸健忘，恶寒发热，食少作泻，小便赤涩等证。

人参　白术　当归　黄芪　五味子　白芍　甘草　地黄　茯神　远志　桂心　陈皮　炮姜　红枣

阳春至而万物荣，肃杀行而万物槁。以上所列之证，亦犹夫物之槁也。参、术、芪、草、五味，温养肺脾。陈皮、桂心、地、芍，温养肝肾。当归、茯神、远志、红枣，温养其心。温者，阳春之气。阳春一和，而身中有不欣欣向荣者乎。薛立斋谓气血虚而变见诸症，莫能名状，弗论其脉，但用此汤，诸症自退。

天王补心丹

治劳伤心血，神志不宁，津液枯槁健忘怔忡不寐便难，或口舌生疮等证。

人参　元参　丹参　茯神　远志　五味子　麦冬　天冬　生地　归身　枣仁　柏子仁　桔梗

心主神门。过于忧思，久成心劳。心劳则血虚少，神明渐伤。此以上之证所由来也。心血虚而心火炎，火不欲其上炎，故以生地滋水，以三参、二冬清火。远志交其心肾，使水火既济。当归、枣仁、柏子仁、茯神，养心血以安心神。五味子收其耗散津气。桔梗载诸药上浮。斯心得所养而何有以上诸症。

归脾汤

治思虑伤脾，不能摄血，或健忘怔忡盗汗不寐，或心脾作痛，嗜卧少食，大便不调，女子不月，带下赤白，男子遗浊等症。

人参　黄芪　白术　甘草　茯神　远志　当归　枣仁　龙眼肉　木香

此方心脾兼治。心血不足，故健忘怔忡，盗汗不寐。脾气不足，不能摄血，故血妄行。嗜卧少食，心脾郁结，故心脾作痛，经带遗浊。兹用参、芪、术、草甘温补脾，枣仁、远志、茯神、当归、龙眼濡润养心。佐木香者，因思则气结，藉其舒畅，则气调而血和。且平肝可以实脾，斯气血悉归中宫调摄矣，故曰归脾。若劳倦伤脾，脾气下陷阴中，形气衰少，谷气不盛，烦热恶寒头痛，表证颇同外感，倦乏少食肌瘦，或阳虚自汗，或气不摄血，或疟痢脾虚，久不能愈，一切中虚阳陷，或内伤而兼外感，东垣用补中益气汤治之甚妙。其方即参、术、黄芪、当归、陈皮、甘草、升麻、柴胡、炮姜、大枣是也。此方兼调营卫与肝，惟肾阴肾阳虚于下者不宜。

香砂六君子汤

治脾胃气虚不和，胀满少食，痰饮咳嗽，大便不实，肌瘦力乏等证。

人参 白术 茯苓 甘草 陈皮 半夏 木香 砂仁

经谓壮者气行则已，怯者则着而为病。人在气交之中，因气而生。而生气总以胃气为本，食入于胃长气于阳，周行内外，一息不运，便有结滞。或胀满不食，及生痰留饮咳嗽喘呕，变生诸证，而神机化绝矣。方中参致冲和，术培中宫，茯苓清治节，甘草调五脏，再以行气之品佐之，陈皮有行滞进食之效，半夏成化痰利气之功，木香调三焦之滞气，砂仁通脾肾之元气，而愤郁可开也。若加归、芍以和营血，而血气可调也，即为归芍六君矣，调和血气之方本此。

参术膏

治虚劳脾胃亏损，或胀满泄泻等证。

人参　白术　米仁　莲肉　泽泻　黄芪　甘草　茯苓　神曲

共熬膏服。此方能补土实脾调胃。

参乳粉

能补气血津液。

真人参研末，同人乳粉和服。取乳粉法，择壮年无病妇人之乳，用银瓢或铜瓢，倾乳少许，将瓢浮滚水上，再浮冷水上即干，刮取粉用，如摊粉皮法。

肺露饮

治肺脏劳损，木火刑金，干咳劳嗽失血，能清润肺气，止嗽宁血。

元参　玉竹　百合　知母　桑皮　紫苑　青蒿　贝母　百部　陈皮　地骨皮　玉荷花　有鲜更好，或一二十朵不拘，余各等分四五钱。

用猪白肺一具，入花露蒸内，同前药分作二三次蒸吊其露，每饮二三盏。天寒用隔汤温服，正合肺受诸气之清，不受有形之浊旨也。

六味地黄丸

治肝肾不足，腰膝痿弱，筋骨疼痛，小便淋数，遗浊带下，水泛为痰，失血消渴，虚汗眩晕，耳鸣齿浮等证。

熟地　萸肉　丹皮　淮山　茯苓　泽泻　此滋阴益肾肝之通剂也。

补水丸

即前方加麦冬五味，能滋水涵木。治肾中阴虚火炎，如上等症，以麦味滋其化源，即壮水之主，以镇阳光法也。

济生肾气丸

即前方附、桂、牛膝、车前子，能引火归原。治肾中阳虚，如齿浮喉痛，日轻夜重，或火不生土，虚寒少食，大便不实，腰冷腹痛喜按，小便不利等证。即益火之原，以消阴翳法也。盖火从肾出者，是水中之龙火也，水中之火，不可以水折。观巴蜀之火井得水则炽，得火则熄可征焉。故当从其性而伏之，桂、附性热，同气相求，与六味地黄同用，又得牛膝引之走下，能降无根虚火，仍归水中，亦热因热用，从治之妙法也。

正元丹

治命门火衰，不能生土，吐利厥冷。有时阴火上冲，则头面热赤，眩晕呕恶，浊气逆满，则胸胁刺痛，脐腹胀急等证。

方即参、术、茯、甘、山药、黄芪为主。但参用附子汁制，黄芪用川芎汁制，山药用干姜汁制，白术用陈皮汁制，茯苓用肉桂汁制，甘草用乌药汁制。制毕只用四君、芪、药，焙研，炼蜜为丸。此方亦甘温以补少火之剂。

七珍散

即前方不用制，但加黄粟米，变甘温而为甘平。亦治咯血成劳，土不生金等证。

龟鹿二仙胶

为甘温大补精气神之剂，且阴阳并补，任督兼通。方即鹿角、龟板、人参、杞子煎胶。盖人有三奇精气神，生生之本也。精伤无以生气，气伤无以生神。鹿得天地之阳气最全，善通督脉，足于精者，故多年而寿。龟得天地之阴气最厚，善通任脉，足于气者，故伏息而寿。二物皆气血有情之属，又有人参清食气之火，杞子滋不足之阴。是方也，阴阳无偏胜之虞，气血有和平之美。由是精生而气旺，气旺而神昌，庶几享龟鹿之年，故曰二仙。

十味地黄丸

治虚火，上热下寒，服凉药更甚等证。方即附桂八味丸加芍药、元参。此孙真人千金翼方也。芍药能敛木中之火气，以归其根。元参能启水中之精气，以交于上。故加此于八味丸中，所以使附子之下行，防肉桂之上僭。凡劳损虚火口舌等疮，面红目赤，齿牙浮动，服凉药或反甚者，宜此。

圣愈汤

治失血乃血虚渴燥，五心烦热不眠等证。方即地芍归芎四物汤加人参、黄芪。陈修园谓止血在川芎，其退热在黄芪，安睡止渴在人参。凡一切失血之症，皆血不能中行经络，外散肌腠皮毛，故从窍道而出不止。川芎之温行，有当归以濡之，俾血仍行于经络。川芎之辛散，有黄芪以鼓之，俾血仍散于肌腠皮毛。至于血后燥热，得黄芪以微汗之，则表气和而热退。睡卧不宁，血后阴虚所致。人参益五脏之法，则五心之烦热自除，燥渴等证亦愈，合于圣度矣。

叶氏劳损方

用牛骨髓、羊骨髓、猪脊髓、湖莲、芡实、山药、茯神、杞子。当加淡苁蓉、白术、霞天曲，同研为丸。经云：形不足者，温之以气，精不足者，补之以味。虚劳之极，必归脾肾。故肌肉消瘦，精髓亏耗。叶氏以血肉有情之物充养者，亦药以治病，食以养人之义。且虚劳病极至久，人每常困药中。禾黍之肠，改充杂草。肠胃之所恶者，药也。若长此以投，恐肠胃亦重困而不堪矣。今用莲肉、芡实、山药，取果类以悦脾胃之性情。牛羊猪髓，略佐杞、蓉、曲、术，以充脾肾之亏耗。其法本于《十药神书》白凤膏、补髓丹之类。参看自知。

人参蛤蚧散

治肺损咳嗽痰血。

人参　茯苓　甘草　杏仁　桑皮　知母　贝母　蛤蚧

久咳痰嗽肺损，蛤蚧能补，且引参、苓而入肺系。桑、杏、二母，清润之品。重用甘草使调和诸药，扶土生金。

知柏地黄丸

治壮年婚姻失期，相火狂炽。凡失血咳嗽，梦交遗浊，口渴烦热，其脉洪或弦数，而属壮火食气，渐成劳损者，不得不从权宜。

方即六味地黄加知母、黄柏。盖人非学道，不能持满，人情多为形役。或壮年婚姻失期，或久客于外，又为物诱，一旦欲火妄动，五内如焚。若不逆折，势恐燎原。不独消烁肾水，而且耗散元气。但用六味地黄滋阴，尚恐不及，故加知柏纯阴之品，逆而折之，俾得其平，庶咳血遗浊口渴烦热目赤，凡属壮火食气者自安。

大补阴丸

证治与前相仿，特间寓介以潜阳之法。其方用知母、黄柏退热降火，又用熟地、龟板、猪脊髓，取其以骨入骨，同类相从，能通肾而滋骨髓也。兹与前方皆因壮火食气，或脉弦数等证，特暂治其标，以为权宜之计，备佐甘温诸法之间有未逮耳，学者亦不可不知。

跋

张先生生甫者，著有《虚劳要旨》一书，书成赠予，予受而读之，不禁叹曰，学有心得，乃笔之于书以问世，用心良苦矣，岂一朝一夕之事哉，实殚毕生之精力而始克成之。呜呼，世之业医者，纵盛行一时，其虚名不副实学，在在多有。吾知是书之出，彼名世者，不能与寿世者抗衡矣。予非知医者，何敢言医。然医亦理也，揆其理而知其医之精，当不谬谬。爰跋数言，以志心佩。

民国五年孟夏之月　杭县芃岩叶彭年谨跋

跋

术究岐黄，本是难事，三折其肱，始能会意，内症虚劳，尤为不易。张子生甫为后学计，考古参今，标新领异，要而括之，以便诵记，卷帙无多，全旨已备，拯弱起羸，幸毋忽弃。

丙辰岁夏月　同邑后学旭楼胡晟运谨识

跋

昔人称三不朽，而立言亦在其中，则立言之攸关大矣。然吾观世之立言者，类多离经叛道，而未一得其旨，欲世之信仰难矣，推之医学亦然。求其理正词达，有所本而得其要者，盖寡焉。吾师张先生生甫，通儒也。年弱冠，弃举子业，究心医学，已三十年于兹，远近受其惠者甚众。居恒博览旷观，尤注意于虚劳诸症，盖病虚劳之无善本也。故暇辄上述灵素，下采诸名家言，旁搜远绍，钩元提要，几经劳瘁，始成是帙，名曰《虚劳要旨》。其首列经义，崇本也。次晰五劳六极七伤，举要也。发挥论说，阐秘而不自秘。核定证治，守法而不泥法也。元元本本，言简旨该，洵医门之圭臬，后学之津梁矣。吾知此书一出，治病者，必人手一编。被治者，将邀福于无疆云雨。

民国五年丙辰夏月　受业澄怀陆济谨跋

张氏医案序

张少甫先生以疏经注史之余，游意灵素，钩深致远，务彻其理，非如世医徒摭拾验方以为能事者比也。往岁予常从事斯道，于本草、内经、伤寒、金匮诸书，亦既蚤夜钻研，不遗余力矣。其于临症，犹茫然不知其畔岸也。既与先生相晤，有所不通者，赖其耳提而面命之。退而思，憬然若有所得，然卒不敢为人一诊脉，一制方也，盖医道之难如此。因谓先生平日临症所得，不妨笔之于书，以广仁术，先生欣然诺之。去年冬十月，予过先生，视其病，偶询及此，先生喟然曰，顷者吾惮劳甚，虽行不能数武，其安能竟吾业也。相与愀然者久之。自后不复相见，盖先生已于腊月即世矣。今其子用和手遗编相示，颜曰张氏医案，且欲刊而行之，属予为之序。展读一过，窃不能无所慨焉。夫医家之有方案，由来尚矣。往往有脉同证同，而其方无效者，何也？将无医者投其方，病者未常服其药，又不肯为医者道之，迨其病愈，医者遂神其技而自知也。若然，则古今之医案诚有难言者矣。然先生所诊病多属亲故，而又最相信者，重以周详审慎，更折其衷于古人，则其所撰述尚可信，今而传后，因就管见所及，书以发其端。至其平生之学，则非此所能尽已。

民国二十一年三月桂薰序

张氏医案

成都张国华少甫著 男体沅用和校订 受业胡启瑗子康校印

麻疹为病，治之者多用生地养阴，犀角解毒，升麻、葛根升提外出。然近日麻疹，大半不宜此药。锺君猷子立名同海珊四女出疹，现症尚顺，余主以辛凉透毒之药，告之曰：此病从肺胃而来，杂有湿邪，初起不宜升麻、葛根，并不宜生地、犀角、丹皮。海珊在京未归，其妇以女发热不减，易陆某治之，见余方有桔梗、薄荷、石斛、花粉、连翘、银花、牛蒡、通草，向君猷曰：立方甚佳，但麻已出齐，不宜桔梗。其发热不退，非用生地、丹皮、犀角凉血不为功。君猷以陆医之药皆余之所忌，疑而不服，而海珊女服后麻即收隐，涕泪俱无矣，急延余至，言其情形，余曰：此时只有展化肺气一法，遂用连翘、栝蒌皮、桔梗、牛蒡、枇杷叶、杏仁、通草、藿梗，一服而麻即出见，涕泪俱来矣。后以麦冬、尖贝、石斛、竹茹、甜杏、花粉、慈姑、茯苓数服痊愈。此女因多病成疳，腹泻，头汗，发黄如穗，小便青绿如稀粪，西医谓其肺坏不治，余用石蟹一对，石决明一对，俱醋煅，苍术八分，麝香二分，胆草六分，雄黄六分，夜明沙二钱，朱砂二分，胡黄连一钱，共研末，蒸鸡肝常服，其病遂愈，今已肥健矣。

杨敬畲之子出疹，足下不甚大现，余亦用辛凉透毒法，敬畲疑未出透，迫于加用葛根防风，不意自行连服二剂，麻即汗黯，眼鼻口唇俱已冲烂，腹泄下蛔，烦躁不宁，改用泡参、法夏、麦冬各二钱，莲米、滑石、茯苓、石斛、花粉各三钱，连翘二钱，甘草五分，黄连五分，因法夏、黄连其味苦辛可以安蛔，而麦门冬汤加滑石等药可以养脾而渗湿，余见受暑泄蛔者，用此神效，此症表里受伤，脾肺虚而内有湿热也。一服眼鼻口烂次日即愈，麻复红润，遂于此方出入收功。伊赠余匾额曰：长沙嫡派。意在切姓，但陈腐耳。

仁寿李和暄之子出疹，误服升麻葛根，牙龈腐烂，喉舌起泡，近年麻疹俱不宜此二药，亦气运使然也。余用牛蒡、银花、连翘、石斛、薄荷、黄芩、杏仁、花粉，外用硼砂、冰片、雄黄、人中白、儿茶、青黛等份研末，吹喉舌上，后用甘露饮加减而愈。

胡子康之子出麻疹，咳嗽，发热，口渴，药用薄荷、荆芥、桔梗、杏仁、连翘、牛蒡、神曲、竹茹、枇杷叶、花粉，外以西河柳、芫荽、椿树皮煎水洗其周身，麻遂出齐，后现喉痛，舌黄白苔腻，鼻干无涕，小便短，大便溏而腹胀，以玉竹、生地炭、鲜梨、白芍、麦冬、枇杷叶、甘草、玄参，前症顿除，于此方加减而愈。

刘某之女孙出麻疹，医用白芥子、玄参、葛根、升麻等药，麻出而气喘，鼻干无涕，舌烂，余知其肺气不敛而伤阴也，遂用生地炭、麦冬、石斛、鲜梨、玉竹、枇杷叶以发表，有热亦不可过用苦寒滋腻遏其出路，辛凉透托之品的是妙剂。

王从之令郎名玮，患湿热，医误以石膏、大黄投之，发热，咳嗽，腹泻，口干，不思饮，余以通草、枇杷叶、连翘、苡仁、桔梗、藿梗、白蔻七分、滑石投之，泻止，旋用通草、枇杷叶、花粉、竹茹、贝母、连翘、杏仁、藿梗、茯苓、豆卷出入为方，后以甘淡养脾收功。凡湿热为病，要看湿热二者孰多，斟酌用药，大法不离辛开苦降淡渗之品，《温热经纬》《温病条辨》辨之最详。此病发热恶寒身痛，状似疟疾，忌用发表，口干，尿短赤，忌纯用苦寒伤胃。口苦，舌白或灰黄，多汗，胸痞，忌消食，又有腰痛，头痛而痛有在后脑者，盖舌白为湿之征。多汗口苦为热蒸之象，腰痛头痛湿邪游移于太阳，以太阳为寒水之经，从其类也。其傍晚病即加剧，湿为阴邪，晚属阴也。犹记家父前岁患此，热甚时谵语，胸痞，余用苦杏、连翘、牛蒡、淡竹、贝母、黄芩、菖蒲、建曲、滑石，后加苡仁、竹茹、白蔻七分，而去淡竹、菖蒲，复去白蔻、建曲、牛蒡、竹茹，加芦竹根、藿梗，后以白术、黄芩、广皮、茯苓、枳壳、贝母、花粉、苡仁、栝蒌皮、竹茹收功。大抵此症虽是湿邪，然不宜用苍术、苓、泽，叶天士甘露消毒饮，能神明其用，治此病于初起，有余刃矣。但病去不可以术补之，苡仁、扁豆、芡实、莲米即是要药，如要用术，则必加枳壳、广皮以行气。如病后伤阴，生地、角参贵在善用，石斛、花粉、麦冬、泡参、甘草养其胃阴足矣。此病有流鼻血，或作呕者，加薄荷、白茅根、豆黄卷、杏仁、芦竹根、黄芩、藕节、连翘、藿梗、枇杷叶极效。又脚酸痛，苡仁、防己、蚕沙、滑石、木通在所必用，若用苍术、黄柏、木瓜，鲜不败矣。又有胁痛而误服小柴胡，遂至咳嗽不利，则桔梗、玄胡索、尖贝母、栝蒌、杏仁、连翘、豆黄卷，又所必用之药也。近年湿热病极多，亦气运使然。余所经验者以千百计，故叙其大概如此。又有吐蛔者，则黄连亦可用，钟君猷曾患耳鸣，亦湿热为患，用菖蒲五分，滑石三钱，豆卷四钱，桔梗二钱，苡仁三钱，连翘、黄芩、建曲各二钱，服之而愈。又有耳后红肿硬痛，极似衬耳寒者，前方亦生效。

赵团长祥斋病湿温，舌白，身痛，腹泻，往来寒热，咳嗽，晚尤甚，医误为疟，用柴胡、桂枝、参、术等药，病遂加重。至安岳，延余治之，断其确为湿温，发表清热俱难奏效，况其误药，尤非旦夕可愈。延余二次，遂另易医，闻以洋参与服，冀其止泻，数日即毙。录此以见此病原系缠绵，不可妄求速效也。

侄女体芬，患湿热往来，寒热而无定时，腹痛作泻，里急后重，微汗，口干，头痛，此肺气壅塞，热移大肠之故，其往来寒热者，因肺主皮毛，经云：肺热则洒淅恶寒，毫毛直竖，然不知者必以为疟矣。肺热病，先淅然厥起毫毛，恶风寒，舌上黄，身热汗出而寒，盖肺与大肠相表里，热移大肠，故里急后重而腹痛，湿邪化热，与燥热不同，故泄泻而口干不渴也，其微汗头痛，经云：湿家有汗不解，其邪上凌清窍，故作痛也。此病发表清利皆其所忌，而甘草尤不可用，以其甜能守中而生湿，无奈知之者少，真可叹也。药用薄荷、黄芩、淡竹、连翘、桔梗、花粉、藿梗、白蔻、芦竹根、枇杷叶，先清肺气，后去薄荷加滑石、苡仁，泻止去白蔻、滑石、桔梗，后见咳嗽，复去芦根、藿梗，加石斛、莲米、银花、杏仁而痊。

陆正文患湿热，身痛，头痛，发热，舌白而燥，中心灰黑，余用杏仁、藿梗、薄荷、牛蒡、花粉、桔梗、连翘、淡竹、通草、银花，次日，舌胎满布黄白腻苔，鼻血，身痛，此湿邪郁于气分，然不敢苡仁，恐其滞脾助热，不用滑石，既见舌燥，更虑劫阴，改用蚕沙、木通、连翘、桔梗、银花、牛蒡、栝蒌皮、花粉、竹茹、枇杷叶、藿梗，病遂大减，后以苡仁、银花、茯苓、通草、花粉、石斛而瘳。

萧某患湿热，左胁痛，口苦，鼻血，医以小柴胡汤投之，病加剧，咳不出声，痛转难侧，疑为肝痈，以归地等药与服，更剧，余以元胡索、桔梗、栝蒌皮、贝母、杏仁、花粉出入为方而愈。

何家泉病温热，迭用清热养阴，发热不止，人昏沉吐蛔，舌心微黑（蛔虫证候舌心微黑或花白），师乌梅丸意，用生地四钱，乌梅二钱，干姜三分，黄连一钱，角参三钱，白芍三钱，麦冬三钱，木通二钱，杏仁二钱，热通神清，舌黑亦散。斯时不干姜，鲜有济也，后以生地炭、麦冬、白芍、花粉、甘草、青果等味，橘饼一钱，出入为方而痊。

田绳五妇患温热，延杨序东治之，用角参、麦冬、白芍、银花、甘草、花粉、石膏、黄连等药，发热不止，人渐昏沉，余以前方内去石膏，加生地三钱，即热退神清，后以养阴调理而安。

徐甘霖，阴虚夹痰，胸膺痞滞，谵语，口渴，两颊时而发赤，大小便闭，误服犀角、地黄等药，六脉时有时无，以为阳虚欲脱，用附子、干姜投之，气粗，舌微黑，昏不知人，又以大黄、枳实投之，不效，始延予治，遂用旋复、沙参、赭石、法夏、黄连、瓜壳、花粉、杏仁、连翘、竹茹、枇杷叶投之，病减神清，后用连翘三钱，菖蒲三分，花粉、竹茹、旋复各二钱，尖贝、黄连各一钱，牛蒡子、杏仁、枇杷叶、金银花各二钱，谵语口渴发赤俱愈，于前方去菖蒲、旋复，加桔梗、慈姑、芦竹根，小便遂通，改用两头尖、苁蓉、枳壳、杏仁、酒大黄、花粉、桔梗、牛蒡、焦栀子、生地，大便亦通，后以泡参、石斛、莲米、麦冬、白芍、花粉、贝母、云茯苓、女贞与服，胸痞亦愈，后于用此方出入调之而安。

号兵郑吉成，温热病后误服参芪补药，然体质本虚，特微有余热未尽，遂致口渴，舌白无苔，发热，点头不已，问其大便已五六日不通，余用酒大黄、两头尖、苁蓉、枳壳、桔梗、连翘、杏仁、白芍，一服而大便通，舌苔黄色遍布，此伏热透出之兆，再用生地、石斛、银花、麦冬、花粉、黄芩、白艾、甘草，数剂即愈。

刘哲患温热，愈后思食酸物，因服酸汤太多，腹大痛，余用饴糖调开水与服，即止，后用桂枝、秦归、白芍、甘草、云苓、大枣以和营卫即痊。

白狼扰秦，余从军援陕，许震欧于广元患温热，面目俱黄，发热，口渴，鼻孔黑如烟煤，时发烦躁，所幸神志不大昏聩，不知者以为湿热也。余以产后亡血现象推之，用白虎汤加生地、犀角、连翘、丹皮、杏仁，热退渴止，因天热屋小，感受暑气，又复发热，命其迁居瘟祖庙，仍主前方，逐次渐痊，后因服药未二十分钟，护兵以稀粥与食，遂大吐，不省人事，目上视，口吐白泡，师长惶惑，深怨许之信余太过，而致此殆也。幸陈子猷君见余治军官学校病生素有把握，力阻另易他医，余曰：无恐，此久病胃虚，食粥太骤，前药尚未消化，两相激荡，胃气不安，故不能不吐耳。但辛燥之物不可妄投，再夺胃液，且伏热尚未尽净，遂用灶心土法夏茯苓，煎服即苏，后用花粉、石斛、竹茹、茯苓、白芍、麦冬、枇杷叶各二钱，法夏一钱，甘草三分，二帖即瘳。

余在军官学校治学生痢疾，有仰卧而稍安者，有仰卧而腹痛泻甚者，有坐而稍安者，有坐而腹痛泻甚者，虽经治愈多人，迄今莫明其故，记治杨植痢疾，腹痛，便红白，舌苔青灰色而润，有似湿热夹有秽浊在内，清之攻之，厚朴、滑石、苍术等药遍尝不效，高尊三向余商治，余曰：痢久伤阴，脾气下陷，舌苔青灰，脾阳受困，不能化湿之故，主以和血调气，遂用泡参、当归、茯苓、玄胡索、藿梗、广皮、炙草、白芍、生姜、法夏，服之即效，后于前方加苡仁、扁豆、大枣，去玄胡，即瘥。

真正痢疾，便红白涎沫，里急后重，发热，发呕，腹痛有如刀搅。余治一人，病势如上，而清热消滞之药遍尝不效，诊其脉浮数而空，此表邪未解，为苦寒之药所遏抑，用人参败毒散，一服热止痢减，旋用育阴调气而痊。又苏卖布之妻患感冒，医用下药，遂致二便逼坠不通，腹胀而痛，势甚危殆，亦用败毒散而愈。

外侄女黄患吐泻，医以姜、附、桂、吴、木香纯刚之剂劫其胃液，人事时而昏沉，自呼心中难过，干呕，目或上视，起卧不宁，此土虚而肝风内动也，以沙参三钱，枣皮二钱，黄连四分，菊花二钱，炙女贞、麦冬各四钱，白芍、茯神、石斛、扁豆、莲米各三钱，炙甘草一钱，生地三钱，淡竹叶一钱，投之遂安，后用沙参、阿胶、首乌、莲米、枣皮、大枣、炙女贞、白芍、茯神、石斛、炙草，数帖而痊。妇女患带下症者，十有九人，此因蓉垣饮料不洁，硝水过重所致，故治此病每以健脾除湿奏效，然不仅此，紫东街周姓妇患带下如注，头昏腰痛，腹胀，心空不思饮食，余用四物汤加广台乌、苍术各二钱，麦芽、云苓、法夏、谷芽、焦栀、香附米各三钱，舒其肝郁，带遂止，后以养脾药治之即痊。又簸箕街丁姓妇患赤白带下如注，头昏，腰痛，动则下注更甚，心烧口渴，不思食。余用阿胶、炙枣皮、沙参、生地、白芍、旱莲草、兔丝、淮山药、茯神、续断、炙草，养阴固肾，投之即安，后本此意调之而愈。若以前法燥药破气，鲜不误矣，可见一病有一病之治法也。

嘉永兴两足酸软无力，膝盖内汩汩作响，此肝肾虚而湿邪内著也，药用巴戟四钱，牛膝二钱，细辛三分，熟地、苡仁、续断各三钱，木瓜二钱，防风、白术、秦归、茯苓、五加皮、狗脊各三钱，出入为方，后用此药为丸，服之而痊。宋明轩亦患此病，两足时而废不能行，亦用此药而愈。独学生杨毓患两足如废，不能起床，余无他病，则用金匮桂枝芍药知母汤全方，覆杯而瘳。

胡石安前患中风，愈后语言蹇涩。陡觉喉痛，医用桂枝汤加杏仁，遂茶水俱不下咽，急请法国医穆里雅诊断，谓其症属不治，此非喉症，乃风痰为患，无论用何妙药，必然服之即吐，因胃脘起一种抵抗力也。余用礞石滚痰丸，研末调水，借法医之橡皮管通下胃口，药即从橡皮管输入，下咽后，竟吐痰而不吐药，于是改用石膏、黄连、礞石、法半夏、栝蒌皮、尖贝母、广陈皮、淡竹叶、花粉、杏仁等药加减为治，竟得生全。后询之法药，乃诿之西医运气不好，中医运气好，抑何可笑。然西医器具精良，则为中国所不及。余在南充治陈伯尧之堂兄，素有酒病，发则便闭不通，此次杂有淋浊，其小便闭已三日矣，势甚危殆，急用滋肾丸法，以肉桂、知母加生地、滑石、桔梗、泽泻、茯苓、淮山药、枣皮煎服，外用田螺蛳、葱白、车前仁、麝香同捣，贴脐上，以火熨之，便通，不过点滴而已，余延蒋凤鸣用橡皮通尿管通之，小便立至，余后以六味地黄汤加减治之而瘳。

襟弟张笃生尊翁式如，年八十矣，患中风，口眼㖞斜，右手足拘挛，夜不能寐，后脑作痛，此病系脑出血，多发于五十岁后之人，因血液渐枯，血管脆而易裂之故，其口眼㖞斜，因颜面神经受其牵掣，手足拘挛，因血管破裂不能通达之故，夜不能寐，脑失血养之故，此西医云，然颇为近理。余本其说，以炙女贞、淮山药、茯神、炙枣皮、天冬、麦冬、莲米、石斛、白芍、炙草等药治之，次日病减大半，手能举箸矣。因夜不能寐，再以前方加枣仁、黄连、远志、地骨皮，去山药、石斛，饮食渐加，脑痛亦减，余以为从此调理，可望痊愈矣。殊式翁求效太速，次日请人炙其后脑，冀其祛风止痛，至夜又饮酒二杯，欲乘醉得眠，遂至病势大加，人事昏沉，不能起床，数日即逝。呜呼，岂非自误于人，何尤哉。此病治法，专事清养，慎风寒，节饮食，尤为要着，迨其血管复元，方称向愈。若用发表辛窜之品，或以热物熨之烧之，血管受其刺激，运行太速，其管裂而血复出矣。闻有服荷兰水毙命者，因此水挥发性破其血管故耳。

刘蓂川妇，临产先下血，余见宋子安妇因此而死者，遂嘱其请西医治之，据云子宫旁血管破裂，随即用药针刺其肩臂，即产一男，然不出声，西医以手倒提其两足，又用手随摩其腹，或以手拍其臀，约半点钟久，囝一声即啼哭也。后问之门人胡蔼如，云，打针乃系用止血药（蔼如治肺出血，曾用过系羊外肾造精房质煤成者），其摩腹拍股，因坐蓐过久，胎儿喉头为痰所闭，空气难入，故不能出声，非真死也。摩之拍之，助儿之呼吸耳。

按：冯健程媳桂伯贤妇产子西医亦用此法治之。（男沅志）

舌光干无苔，所谓镜面胎，为亡液，不治，殊不知痰滞机窍，亦有见此胎者。王从之尊翁，患痰迷，咳嗽，神昏谵语，舌干无苔，余以菖蒲一钱，郁金二钱，尖贝母四钱，栝蒌皮、杏仁各三钱，黄连一钱，焦栀子三钱，花粉、桔梗、连翘、薄荷各二钱，大吐胶痰而苏，后用慈姑、梨、藕、尖贝、杏仁、枇杷叶、竹茹、黄芩、莱菔、花粉，出入为方即愈。

吐血一症，原因复杂，非去瘀生新、清热降气一二药所能尽治之也。顾勉之，因失偶，气郁，感冒咳嗽，忿不服药，愈咳愈甚，自秋徂冬，遂见寒热往来，自汗，不能著枕，始请医治，发表、攻里、清热、舒郁之品，遍尝不效，而吐血作矣。另易他医，又以藕节、白茅根、丹皮、郁金、元胡、焦栀、三七等药治之，血遂大吐，咳嗽更甚，腰痛身痛，热气上冲，少腹内热，不思饮食，夜不能寐，始延余治之，主以养阴潜阳，遂用炒枸杞、生龙骨、广牡蛎各三钱，淮山药、莲米、炙女贞各四钱，天冬二钱，炙甘草一钱，服后血渐止，复去龙、牡，加紫石英三钱，醋淬，熟地二钱，白芍二钱，痰中遂不见血，晚间能睡矣。又去紫石英、熟地，加兔丝三钱，炙枣皮二钱，桑寄生五钱，守服此方，教以空心静坐之法，勉之达人，竟能屏除百念，节其饮食，一二月间，诸病皆愈，去腊复续弦矣。牛庶侯吐血见症与勉之同，亦用前方而痊。又张某患吐血，舌白滑，两颊微赤，腰痛，余用附片三钱，白芍四钱，炮姜二钱，秦归二钱，熟地三钱，牛膝、丹皮各一钱，醋淬花蕊石四钱，元胡索一钱，细辛二分，独活三分，甘草一钱，服二剂，血即止矣，后去花蕊、元胡、细辛，加参、术、龟板、枣皮、淮药，数服即愈。此病因两颊发赤，故用姜、附以敛浮阳，若误用之，刚燥动血，其害甚烈，不可不慎也。

谭录事患吐血，初起腰胁微胀，胸痞，夜半子时热气上冲，吐血尤甚，予用醋煅花蕊石四钱，元胡索二钱，龟板三钱，炙枣皮二钱，白芍、生地、茯苓各三钱，炮姜二钱，丹皮一钱，独活三分，血减十之八九，于前方去花蕊加附片、紫石英、鳖甲、莲米各三钱，牛膝一钱，血止，诸病皆愈，惟精神不振，后以故纸、女贞、枣皮、炒枸杞、淮药、莲米、茯苓、麦冬、白芍、甘草，数服而安。盖此病系肾虚阳浮，故以温肾镇逆化瘀之法投之，若误用凉药，其人必无生理矣。然吐血亦有用凉药而愈者，胡某之妇，平日喜食厚昧辛燥之物，遂致咳嗽不利，初则痰中见血，继则吐血，口苦发热，心烧烦躁，余用薄荷一钱，牛蒡、黄芩、杏仁各二钱，白茅根、藕节各五钱，旱莲草四钱，豆卷、连翘各三钱，神曲、花粉各二钱，慈姑一二枚，煎服，二帖即愈。

治病一道，最为劳苦，饮食不匀，起居无节，最足致病，虽曰仁术，所谓从井救人者也。余性嗜酒，治病愈劳，愈思饮酒，以舒发其疲滞。甲子年九月初六日，俗所谓九皇期间也，治病归家，饮大曲酒数杯，以消闷，佐以素菜，花生、豆腐等件，傍晚与门人讲书，乘兴说话太多，思吸叶烟，门人去后，觉心中难过，气略上涌，唾之乃血也，是夜不敢著枕，以被垫其腰背，于床上静坐，遂用前治胡姓妇药方，薄荷、牛蒡、慈姑等药，重加旱莲草一两，梨子二两，一服即愈，但胃脘下似有物阻滞，不静坐导气，不觉也，余遂听其自然，即静坐法亦停止二月之久，其滞始舒，然而饮食起居稍有不慎，病又触发。忆丁卯十二月二十一日，因湿热下注遗精，次日诊病，复走路过多，震动脉络，傍晚归家，气往上涌，吐血大作，低头血便盈口，急服自己小便一碗，血稍止，遂用龙骨、牡蛎各五钱，甘草一钱，白芍三钱，淮药、莲米各四钱，茯苓三钱，炒枸杞二钱，天冬二钱，熟地三钱，煎服，次日即不见血，去龙、牡，守服此方，遂得痊可。但身体日形衰弱，偶有甜味黄痰，时或噎气，此皆血管破裂之兆，而身体乏力，不禁风寒暑热，尤为血虚确证，今也烟酒皆已屏绝，饮食较前增加，惟不能耐劳，恐此生休想复元也。

按民国十八年，先大父即世，先君以哀痛之余，吐血大发，一呕一碗，势甚危矣，辛经西医用止血针注射，血止，然不敢稍动，恐血管复裂，辗转床褥，匝月渐愈，而精神萎顿极矣。每至节候，胸际必隐隐作痛，吐痰带血，或如脓，虽诸般调治，根未易断也。去腊，先君养病于家，神气充盈，绝异曩者，以为从此脱离病苦，不知于二十八日午后竟呕血数口，忽然长逝矣。呜呼，肺病果不可治耶，彼苍者天，曷其有极。壬申三月男体沅谨志。

苏吉成患感冒，过用发表，时而神昏谵语，舌红，口渴，咳嗽。余用生地、角参、阿胶、丹皮、麦冬、酒黄芩、白芍、杏仁、甘草，遂愈，后不慎饮食，腹水泻，舌微白，用泡参、扁豆、莲米、茯苓、炙草、石斛、麦冬、法夏、花粉，泻止，后又误服当归、防风、粉葛、法夏、酒芩、桔梗等药，足冷面肿，向余而泣，以沙参、麦冬、法夏、炙枣皮、竹茹、花粉、白芍、甘草等药，酸甘化阴以收敛肺气，次日足即暖和，惟睡则多汗，用养阴和脾而痊。不知此症者，鲜不以足冷为寒，病久属虚，而用姜附治之，岂知足冷乃肺气不降之故哉？

彭尊五令嫒，患右鼻流黄水，鼻孔微烂，头昏，余以风热侵脑，用薄荷、荆芥、连翘、杏仁、白茅根、枇杷叶、菊花、藕节治之而愈，后病复发，仍以前药投之，人遂昏瞀，谵语，约一点钟乃醒，更医，谓为风痰火为患，以南星、天麻、钩藤、黄连、尖贝母等药治之，加剧，复延余治，细审此病，每发必在饭后，而心烧口渴，因悟厥阴为病，心中热疼，断为虫症，遂以榧子肉、川楝子、雷丸、乌梅各二钱，槟榔一钱，沙参、茯苓各三钱，花椒五分，法半夏三钱，投之即效，后以此药同乌梅丸间服遂瘳。盖厥阴原有饥不欲食，食则吐蛔之条，病每发于饭后，此其证也。至于谵语，乃虫在肠胃，激刺神经，受其反响，故其现状如此也。

曾谷患便血，大便燥如羊矢，六月十二日，忽头昏发热，畏冷，口唾极多，诊脉浮数，知其感受暑风，以香薷一钱，薄荷八分，藿香二钱，泡参、黄连、法复、滑石、淡竹叶、莲米、茯苓、广皮投之，其病如失，惟便血未止，遂以泡参、寸冬、莲米、杏仁、淮药、茯苓、石斛、大麻仁、白芍、甘草出入为方，遂愈。此病系脾胃之阴太伤，故便燥，其口唾多者，乃脾不统液，非痰饮也。昧者以燥药补药冀其止血，殊血愈燥而愈枯，见其不效，改用寒凉，以致脾愈寒而愈陷，升之清之，去病愈远，无怪其多年不瘳也。

余二女小产后，经水淋漓不断，不思饮食，精神困倦，腰痛，头昏，补血补气皆不效，后用蛇包草（草药，一名三甲皮）煮醪糟服，接用益母草膏，调开水服，遂下瘀血少许，而经水止矣。但白带仍多，遂用三白草、鸡骨草、鸡屎藤、鸡肾子、观音草、反背红、矮童子根、竹林消、篦子草、杨雀根、白燕支花根、红鸡冠花等草药，炖猪前蹄，加甜酒服，遂愈。

黄昌仁患吐泻腹痛，脚战栗作痛，似欲抽筋之状，口渴，头疼，与以黄连、薄荷、滑石、连翘、法半夏、藿梗不效，后用孟英蚕矢汤亦不效，改用藿香三钱，白术、法夏、茯苓、麦冬、竹茹各三钱，砂仁、黄连各一钱，陈皮、泡参各二钱，滑石三钱，灶心土，河水代煎，吐泻腹痛俱止，惟口渴，舌黄白苔，边红，又以泡参、茯苓、滑石、麦冬、石斛、白芍、黄连、法半夏、甘草、梨子、淡竹叶投之，再以育阴收功。李云鹤之子甫二岁，患发热，咳嗽，吐泻交作，微汗，多方不效，余用生地二钱，丹皮、泡参、尖贝母各一钱，法夏、滑石、生扁豆、地骨皮各二钱，茯苓、石斛、麦冬各三钱，二剂痊愈。

朱孟楼之子患腹泻，每日三四次，而所泻如浓米泔水甚多，所谓暴迫下注，系热症也，然服滑石、苡仁、茯苓、神曲、豆黄卷、腹毛、酒芩、藿梗等药不效，改用胃苓汤，亦不效，后用猪鼻孔（草药名，一名侧耳根）陈春茶、糊米煎水调红糖服，即愈。

蒋传骑小便下血，大便不通，腰疼，外肾及小腹坠胀，服旱莲草、车前仁、知母、生地、丹皮、棕树根、滑石不效，又服补中汤加生地、前仁、丹皮亦不效，诊其脉右关沉弱，两尺虚大，此脾肾两伤，以潞参、菟丝、白术、茯苓、淮山药、莲米各三钱，桂圆三枚，当归、续断各二钱，炒蒲黄一钱，扁豆三钱，甘草一钱投之，病大减，惟大便未通，于前方去术，加黄芪、银花、苁蓉，大便通，后以补中汤、六味地黄丸间服而愈。

五更腹泻，有属肝郁不舒者，非仅肾虚使然也。余内子外舅母游氏，年六十余患此，以逍遥散服之而痊。又冯义林患五更泻，用前方不效，则依《医林改错》作瘀血治之而愈。可见凡病不止一端，要宜博考方书也。

周澍霖右目白睛忽生瘀血一片，似打伤状，然不痛楚，此人心计最深，因思虑过度，血热上泛，《目经大成》云：白睛带朱霞一抹，心血妄行是其证也，用四物汤加丹参而瘳。

家兄尧阶患目疾，视之满目隐隐如灰雾笼罩，头痛，畏冷，发热，白睛赤如涂朱，肿胀，下内睑肿欲翻出，此外感风寒也，用荆防败毒散而愈。

余六妹病左目瞳神生翳罩，灰色，其翳如蛛网叠成，治经数月不效，因悟此肝气不舒，用沙蒺藜、煅石决明各四钱，谷精草、白芍、青皮、川芎、菊花、柴胡、焦栀子各二钱，生地三钱，甘草一钱，二服痊愈。

秦彤怀之子右目生翳，上下睑微肿，多眵，此脾阳衰弱，不能化湿，用理中汤二帖即愈。

又某两目湿肿，白睛微红，多稀眵，用平胃散加苡仁、茯苓、菊花、藿梗、滑石、谷精草而愈。按此方加明沙参三钱、石斛四钱，治湿热牙疼神效。

胡子康之子患两目红，多稀眵，羞明，此非湿热，乃肝热也，湿邪不甚羞明，上下睑必有湿肿明亮之象，以龙胆草、夏枯花、菊花、木通、当归各二钱，生地、白芍、柴胡二钱，焦栀一钱，甘草七分，煎服即愈。

唐习之患胸前痞满，每日早起人极沉闷，或吸鸦片烟则较清爽，而饭后则其病如失，百方不效，余曰：此痰也，其吸烟较爽，因香能沁脾之故，其饭后病愈，则因中气有权，似无阻滞之苦，其实痰未去也。遂用礞石、白芥子、橘红各二钱，制南星、法半夏、尖贝母各三钱，广皮一钱，辰砂拌茯神四钱，服之即效，后以枸杞、当归、枣仁、柏子仁、麻仁、麦冬各三钱，桂枝一钱，生地二钱，辰砂拌茯苓四钱，甘草一钱，生姜二钱，服之，胃口大开，饮食增加，二服即愈。

陈姓女年四岁，十月朔患感冒，发热，咳嗽，腹泻，舌苔滑而淡白，小便短赤，余用薄荷、牛蒡子、荆芥、杏仁、连翘各二钱，豆黄卷三钱，淡竹叶一钱，神曲二钱，酒黄芩三分，煎服，次日周身发出麻疹，手足不甚大现，而人甚安和，改用竹茹、豆卷、杏仁、连翘、牛蒡子、花粉、石斛、冬桑叶、尖贝母，是夜烦躁不宁，腹痛泻水，鼻孔奇痒，麻疹不甚红润，喉头痰响如曳锯，细查两眼瞳神散大，时以手自拭，如有尘屑在眼中状，余曰：此螬虫为患也，其母亦云，此女素有虫病，遂用莲米三钱，明沙参一钱，薏仁、麦冬、滑石、法半夏、白芍、石斛各二钱，白术一钱五分，乌梅一钱，黄连四分，煎服，麻转红润，腹泻亦只二次，人思饮食，此时若不急于治虫而徒偏重麻疹，其人必无生理矣。后于前方去滑石，加茯苓，减黄连一分，加明沙参一钱，后以玉竹参、寸冬、白芍、石斛、茯苓各二钱，薏仁、莲米各三钱，榧子、雷丸各一钱，苦楝子七分，白术一钱五分，遂愈。

黄瑾怀之夫人，去岁患腹泻，便血，经余治愈，夏四月，因气郁，病复发，又误食炒胡豆，遂胃痛，腹痛，便血，心慌作难，呕吐酸水，手足发烧，势甚危笃，此病由于脾胃太弱，不能消化饮食变生精血，遂致经脉失其营养，中气无统摄之权，故便则脏头脱出数寸也，西医谓之胃弱酸滞，拟以重曹（西药名）一分，调开水服之，因重曹含有碱性，碱与酸水相合即生变化，能令胃安不吐，余因悟治误服碱水方，用乌梅二十枚，煎水服神效。曾以碱水和乌梅水试之，果于杯中出气，俟气蒸发毕而碱水如淡水矣。于是俟发呕时，即调重曹水与服，又令多服开水，使直达肠中，果然酸水减轻，又用莲皮、莲米煮稀粥，于食前二十分钟即先投以重曹水，又用泡参四钱，莲米、扁豆、芡实、百合、茯苓、法夏各三钱，麦冬、藕节各五钱，竹茹、金石斛各二钱，黄芪一钱五分，棕树根、白茅根各六钱，煎水间服，遂得日渐减轻而愈。余因碱可除酸，每遇胃痛吐酸水，则重用炒焦谷芽六七钱加入药内，亦多奏效，因焦谷芽亦有碱性故也，查此病手足烧而周身酸痛，皆由呕吐劫肌肉中水分，所谓血虚不能营养经脉是也。血虚者，乃水分稀少，速度迟滞之故，如以当归、生地等药冀其补血，误矣，胃气充足而能化生精血以涵濡之，自不酸痛矣。又此症腹痛，宜以热水煖之熨之，使血不致凝滞肠中，而能流行于外，则不痛，至于手足酸疼，亦宜热水拂拭，其血液之水分使速度不致迟滞，则不痛矣。

杨排长世清，患脚肿，渐及胸腹，头面气壅，不思食，脚酸痛，大小便虽通而不畅快，舌微白，中心有一二处似刮伤脱皮样，其肿用手按之，久之乃起，余知为水湿作肿，用五苓散加麻黄、杏仁、桑皮、知母，不效，用滋肾丸亦不效，用苡仁、白术、桂、苓、附片、白芍、细辛，又用桂枝芍药知母汤，俱不效，改用青矾五钱，醋淬七次，茵陈、白芷、莱菔子各二两，附片、薄桂各二钱，公丁香一钱，共研末，用百草霜一饭碗，调灰面和药末搓为丸，开水服二三钱，忌雄鸡、鲤鱼一百二十天，又以益智仁、防己、木通、桂枝各二钱，白术、茯苓、苡仁各三钱，生姜一钱，煎水间服，小便每日夜十余次，肿遂从上而下消去而愈。

谭保衡之岳母熊氏，初起伤气，即服寒凉温补攻夺之药不效，后现腰胀，便结燥，身肿痛，脚木痛而强，不思食，微咳，此由津枯气痹，用养肺胃之阴以转化机，服五帖诸病皆愈，豆卷四钱，冬瓜皮八钱、甜杏二钱、玉竹三钱、淮药五钱、枇杷叶三钱、炙女贞四钱、荷梗三钱、橘络二钱、鲜梨子二两、尖贝二钱。

张少甫经验药方

洗痔方

蚕沙（八钱）、枳壳（八钱）、姜灰（六钱）、槐角（六钱）、牙皂（六钱）、芒硝（五钱），以上六味煎水洗。

痔疮初起方

大蒜根须，烧灰存性，调菜油搽，后以菜油常涂之，忌房事、酒、辛辣之物。

坐板疮方

夏枯草、葱头，同煎，桐油搽，或以小便乘热洗之亦效。

小儿奶癣疮方

用细米糠一大撮，以粗纸铺碗口，将糠撒粗纸上，用火将糠引燃，俟火将着纸时，即吹去，斯时糠油已浸入碗内，即用此油搽疮，甚效。

小儿脱肛方

水蛭（七条）用蜂蜜泡化，涂之即收。

酒病脱肛方

用芝麻油煎热，入蛇蜕一条，熔化，加冰片少许，涂之即收。

小儿麻后牙床腐烂方

用米泔水将脓血洗尽，以苋菜梗、豇豆壳二味研末，入冰片少许，搽患处。

麻风麦风疮方

此症发生细疮，奇痒，麻风则麻出时发生，麦疮则麦出时发生。

用沐浴初生小儿水洗疮，三小儿水即可除根。

小儿夜多小便方

益智仁（三钱）、桑螵硝（四钱）、尿珠子根（一两）、棉花子（五钱），共炖猪小肚子食，极效。

小儿脾虚水泻完谷不化方

金钱草、水皂角、糯米根、火草根、草鞋板、鸡屎藤、黄葛根、三白草、矮桐子，前药炖猪肉服。

小儿奶乳方

吊足蜂窝（体白色者）火煅存性，调蜂蜜食。

妇人阴户湿热疮方

此症初起，湿热小颗，流黄水，痒，后即溃烂。用大蒜壳烧灰存性，研末，同蛤粉共研，有水乾掺，无水调香油搽，又可借治肾囊风。

疥疮脓泡方

余二女患此，有类缠腰丹，以此药治愈。牡蛎（一钱）、雄黄（五分）、冰片（三分）、黄柏（一钱）、扫粉（五分）、枯矾（一分），研末调香油搽。

杨梅下疳方

石菖蒲（一斤），葱、姜（各十两），捣烂，用开水一大盆，将药放入搅匀，木盆上架一木板，病人和衣坐，用芦席或衣被盖围，不使透风，取大汗，俟汗干定后，将病人扶出，另换衣服，二次即愈。如下部溃烂，即用玉红膏搽之。

玉红膏方

当归（四两）、紫草（五钱）、白蜡（五钱）、黄蜡（一两）、乱头发（一团），用桐油一斤，将前三味炸酥，去渣，入黄白蜡，熔化，冷定后即可。此膏无论何疮，俱可用。

背瘩方

葱一把，捣融，调蜂蜜，涂疮上，皮纸盖面，次日用温水淋洗腐肉，再以前药涂之，即愈。

背瘩方

凡皮烂朽腐，愈烂愈宽，此病宜服十全大补汤，阴脏人宜理脾涤饮，又有宜服逍遥散者。龙骨（五钱）、煅赤石脂（五钱）、浮石（五钱），以上三药宜火煅三次，童便浸三次，为末。

舍下药，陀僧（三钱）、广舟（三钱）、扫粉（三钱）、铅粉（三钱）、乳香（三钱）、没药（三钱）、松香（三钱）、枯矾（三钱），白蜡、黄蜡随用，猪油半斤，熬去油渣，下两蜡，看稠清，如清了又加两蜡，用纸摊，贴疮上，内掺海浮散。

海浮散

此药化腐生新，诸疮皆治。乳香、没药等份，二味安箬皮上，火炙干，为极细末，敷患处。

疗疮方

紫花地丁草、小马蹄草、钓鱼竿、满身串，共煎，烧酒服，神效。

蜡烛花结核方

用青果核，磨粉，调水搽，自散，但忌房事，犯则其核愈大。

疮未老先白头方

用白胡椒同红糖捣，贴患处。

耳内生疔疮方

斑鸠粪、夜明沙、枯矾（少许）、雄黄（少许），共研细末，吹耳内，再查脉象，宜用阳药者，以附子理中汤加独活、细辛，宜用凉药者，视其见症，拟方可也。

肾囊风方

海螵蛸（钱半）、蛤粉（二钱）、铅粉（二钱）、冰片（二钱），共研末搽。内服：苦参（三钱）、酒牛膝（二钱）、独活（二钱）、银花（三钱）、生地（二钱）、防风（二钱）、甘草（一钱）。

筋骨折断方

活蟹（一个），选肥大多脂膏者，连壳捣如泥，入生姜（四两），醋（一杯），带糟更妙，老酒（一杯），连糟亦可，捣匀，挤出汁，煎热，灌下，其渣炒热，敷痛处，即止血不痛，如只损破，未折断者，只饮汁，不必敷渣，即效，但终身忌食鱼虾。

跌打损伤方

乳香（二两去油）、没药（四两去油）、生麻黄（二两）、马前子（二两酒泡透刮去皮），上四味研为末。如损伤见血，以此药掺之，立止。如未破皮，以此药钱许，调热酒，澄清服，再加药一二钱，同前药渣入热酒和匀，揉患处，并厚涂之，包好，以伤处见青肿色即愈。

疯狗咬伤方

射干研末，调米泔水，中毒则泻，未中毒则不泻。

铁箍散

苦参（三钱）、法夏（钱半）、白芷（二钱）、乳香（一钱）、羌活（三钱）、大黄（二钱）、北辛（一钱）、花椒（二钱）、白芨（三钱）、胡椒（一钱）、生栀（二钱）。

此散治疗疮初起，并误行搽损，肿极可畏，用此散和红糖、葱白捣烂，调匀，敷患处，留顶，并治砍头凶疮。

秃疮方

红娘（二钱）、斑蝥（二钱）、雄黄（三钱）、硫黄（八钱），共为细末，熬化，用黄泥作粗条，以手指将中心透空，将药搅匀，倾入泥条内，候冷定取出，磨桐油搽之。

千捶血珀膏

治九子烂痒，一切癣毒疔疮等症。寸香（七分）、乳香（二钱半）、蟾酥（二钱半用人乳化）、蓖麻仁（一两）、嫩松香（三两），研细捣融，再入血竭（八钱）、共捣千余下。用时以铁薄片烧热，敲药少许放掌心，以手作薄饼，贴疮。

白降丹

水银（一两）、火硝（一两五钱）、白矾（一两五钱）、青矾（五钱）、食盐（一两五钱火煅），用文武火降五炷香为度。

用此药时，宜加生石膏同研，以免涂疮作痛，再者，升丹之火硝、白矾，宜分两相等，水银稍轻，又食盐必用足一两五钱，轻则力缓，多则疮痛。

红升丹

水银（一两）、火硝（一两五钱）、白矾（一两五钱）、硃砂（五钱）、雄黄（五钱）。

渴龙奔江丹（此丹善取管骨绵肉）

火硝（一两）、水银（一两）、白矾（一两）、青盐（四钱）、青矾（四钱）、白砒（三钱）、硃砂（五分）。

上药用瓦罐，微火熔化，凝定后以竹筒装水，捆板凳脚上，将瓦罐倒封竹筒口，后用瓦盆装杠炭五斤，安瓦罐上，文武火炼之，则药尽逼入水中矣，将水倾去，澄取丹药，候水气干时，加硃砂、麝香、冰片，共研极细末，米糊为条，磁瓶收贮，听用。

梅花凡（善治陈年疮毒下疳等症）

水银（一两）、白矾（一两一钱）、火硝（二两）、潮脑（三钱），又白矾（一两一钱）、硫黄（三钱），二味同炒，升三炷香久，外加煅铅粉（三钱）、扫粉（二钱）、老硃（三钱）、梅片（二钱）、寸香（一分），如取管骨，加硃砂少许同研。

银粉丹

治下疳，调鸡蛋黄油搽。好锡（七钱）、水银（一两）、炒铅粉（二两）、轻粉（二钱）、硃砂（一钱）、龙骨（一两）、冰片（一钱）、海螵蛸（五钱）。

大方丹

专治诸疮有管骨，化腐提脓。硼砂（一两五钱）、硇砂（八钱）、胆矾（一两二钱）、枯白矾（各一两五钱）、火硝（一两二钱）、水银（一两五钱）、青枯矾（各一两二钱）。

阳火锭

硫黄、二硃、寸香。二硃、寸香同研，将硫黄用火化开，入前药，倾石板上，候冷取起。如遇风湿，筋骨疼痛头风等症，取此锭如粟米大，烧患处，以纸扑之，如爆灯火状。

此锭烧痒子初起，后以万应膏贴之。

耳内生休子方

用镊子将休子挑破，以皂矾点上，二三次即愈。

疟疾方

红砒（一钱）、雄黄（一钱）、绿豆（四十九粒）。

同捣为丸如梧子大，每服一丸，冷水下，疟发前一时服，忌热饮食。

呃逆方

用油厚朴（三钱）、猪肉（四两）浓煮汤服。又方用牛鼻结（牵牛绳子近鼻孔处），火煅，研末，调水服。

水肿方

牵牛子、公丁香、母丁香、小茴香，等分研末，调甜酒服，即消。

黄肿一身无力方

青矾（三两家醋炒三次）、莱菔子（一两）、茵陈（一两）、白芷（一钱）、附片（二钱）、丁香（一钱）、薄桂（二钱）。

以上七味，各为细末，外加百草霜（半饭碗），共调，灰面搓成丸，如龙眼大，每服半丸，开水下。忌食雄鸡、鲤鱼、有碱面食，一百二十天。

误吞蒹水方

用乌梅二三十个浓煎与服，神效。

肝气不舒乳旁生疮久不收口方

橘子核（一斤）、螃蟹（廿个焙），共研末，调水服，药完疮愈。

痰火酒病大小便不通方

甘遂，面包好，火煨，研末，冲酒服，备急丸亦效。

血崩痰咸不思饮食方

用棕树花果，煮醪糟服，即止，亦可治心痛。

孕妇干咳方

用白棉花草，一名白头翁，叶似艾，花微紫，冬时发苗，胡豆成熟时生于田内正盛，过时则枯矣，炖猪肉食，不放盐，空心服，神效，但其味极苦耳。

牙痛方

用尖贝母（五钱）研末，调鸡蛋，锅内煎好，入醪糟少许，又煎，后入红糖少许，以水煮之，吃立愈。

舌烂脱皮方

用猪肝二两，煮熟，调芝麻油五钱，连汤吃。

病后足软无力方

用猪舌炖糯米草根，不放盐，吃二根猪舌即有力矣。

治漆疮方

服豆浆一碗即愈。

哽噎病方

用茴香根同猪油煮稠，稀饭不放盐食，三四次即愈。

心气痛方

用铁甲松子，火焙研末，调酒服，一粒即愈。

老年噎膈方

用蜂蜜一斤，炼去浮沫，每日开水调服一匕，服至二三斤，永不噎矣。

胁疼痛欲死方

桂枝（二钱）、丹参（三钱）、生牡蛎（三钱）、枳壳（二钱）、川芎（二钱）、丹皮（钱半）、云苓（四钱）、尖贝母（钱半）、杏仁（一钱）、枣皮（二钱），煎水服。

妇人心胃痛方

产后伤气，又吃冷茶，遂致此疾，服此方愈。豭鼠屎（五钱）、炒白芍（一两二钱）、枳实（八钱）、陈老米（三两）、宣木瓜（二两）、白术（二两）、生潞参（二两）、乌梅肉（五钱）、秦归（两半）、制香附（一两）、佩兰叶（一两）、炮姜（一两）。

前药十二味，炼蜜为丸，如绿豆大，每服四钱，早晚开水下。